Dieses Rezeptbuch gehört:

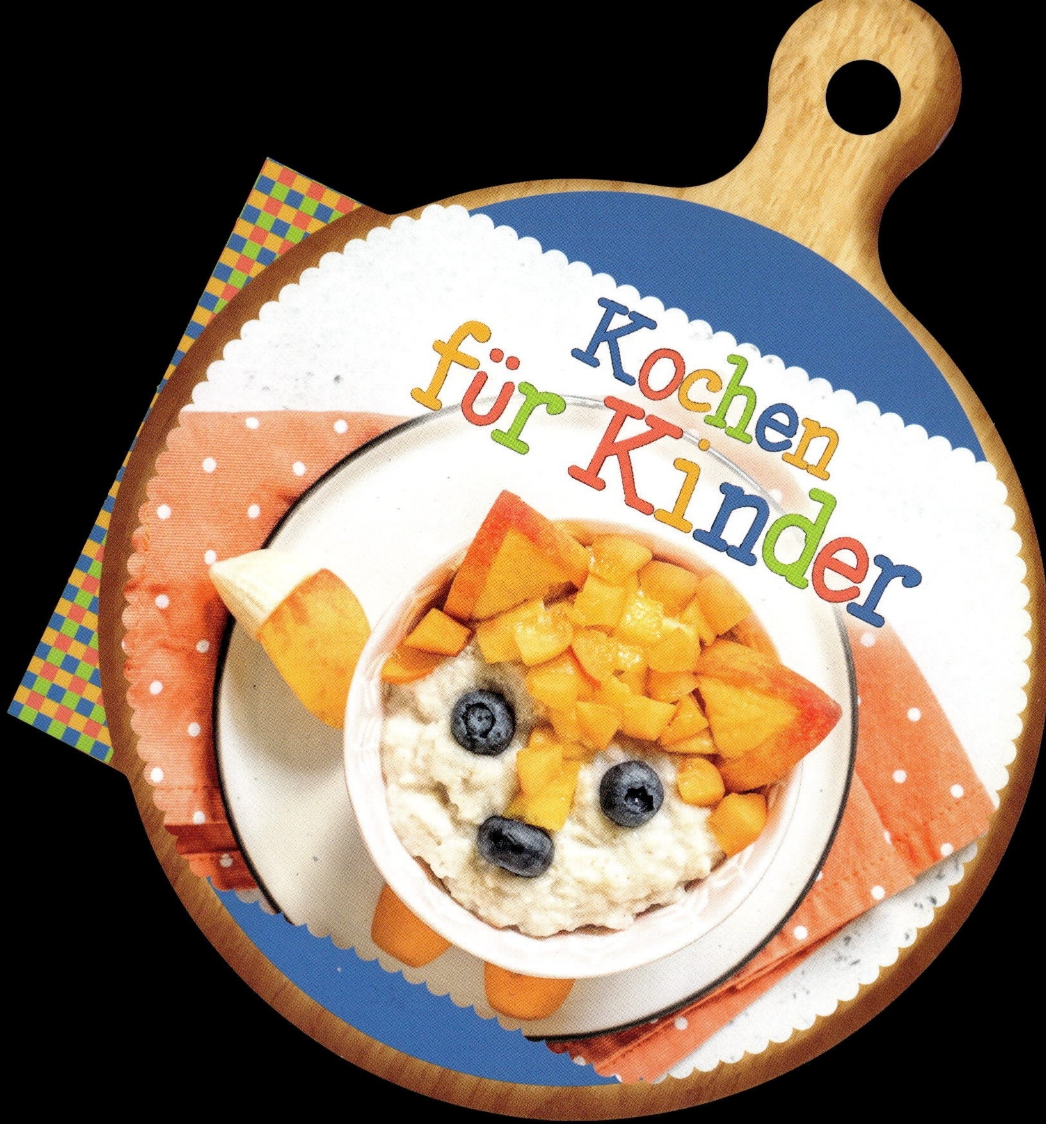
Kochen
für Kinder

Zubereitungszeit in Minuten

Garzeit in Minuten

Grillzeit in Minuten

Kühlzeit in Minuten

Backzeit in Minuten

Zutaten für … Personen

Geschw.-Scholl-Str. 11
15537 Gosen-Neu Zittau
www.troetsch.de

Bild-/Rezeptrechte:
StockFood GmbH
www.stockfood.de

Inhalt

8

Birchermüsli

2 – 3 Äpfel
200 g Haferflocken, grob
2 EL Rosinen
4 TL Zucker
250 ml Milch
4 EL Sahne
150 g Heidelbeeren
60 g Haselnüsse, geschält
100 g Naturjoghurt

1 Die Äpfel waschen, einen halben Apfel zur Seite legen, den Rest vierteln, putzen und in eine Schüssel raspeln. Die Haferflocken, Rosinen, Zucker, Milch und Sahne dazugeben und alles gut vermengen. 2 4 Std. im Kühlschrank quellen lassen. 3 Vor dem Servieren die Heidelbeeren in einem Sieb abbrausen und trocken tupfen. Den halben Apfel waschen, entkernen und das Fruchtfleisch raspeln. 4 Das Müsli aus dem Kühlschrank nehmen, falls es zu fest ist, noch etwas Milch untermengen und in 4 Schalen verteilen. Die Haselnüsse und den Joghurt darauf geben. Mit Apfelraspeln und Heidelbeeren garnieren und servieren.

4h 4

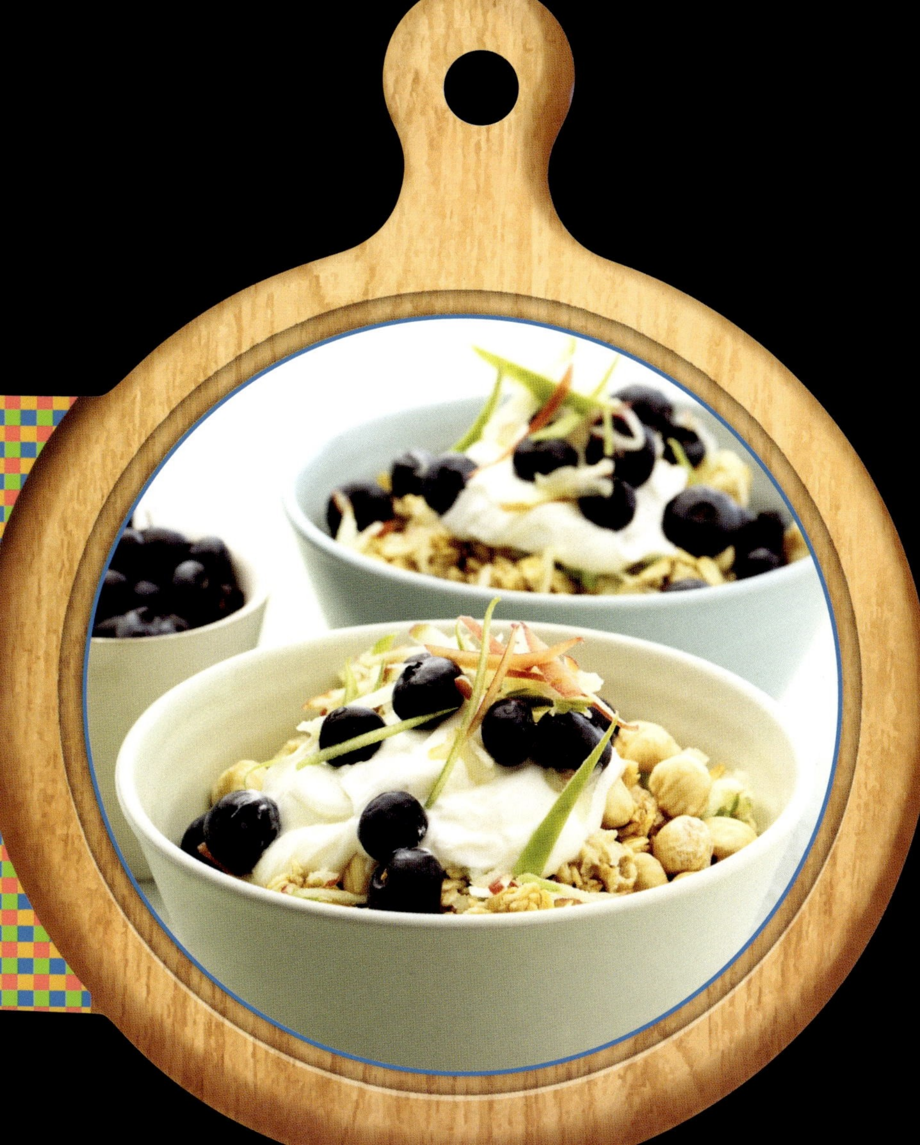

10

Hähnchenpita

- 2 Pitabrote
- 4 Hähnchenbrustfilets, je 120 g
- Salz und Pfeffer
- 2 EL Mehl
- 2 Eier
- 60 g Paniermehl
- 3 – 4 EL Pflanzenöl
- 8 Salatblätter
- 2 Tomaten
- 4 EL weißer Balsamico
- 2 EL Zitronensaft

1 Die Pitabrote einmal quer halbieren. 2 Die Hähnchenbrüste abbrausen und trocken tupfen. Leicht flach klopfen, dann mit Salz und Pfeffer würzen. Im Mehl wenden, durch die verquirlten Eier ziehen und im Paniermehl wenden. Von beiden Seiten 8 – 10 Min. goldbraun anbraten. 3 Den Salat waschen, putzen und trocken schütteln. Die Tomaten waschen, Strunk entfernen und in Scheiben schneiden. Mit dem Hähnchen und dem Salat in die Pitataschen füllen. 4 Balsamico mit Zitronensaft und Öl mixen, dann mit Salz und Pfeffer abschmecken. Das Dressing über die Füllung träufeln.

Tipp:

Zum Mitnehmen, z. B. mit beliebigem Obst und Gemüse, in eine Lunchbox packen und die einzelnen Lebensmittel mit Küchentuch trennen.

10 4

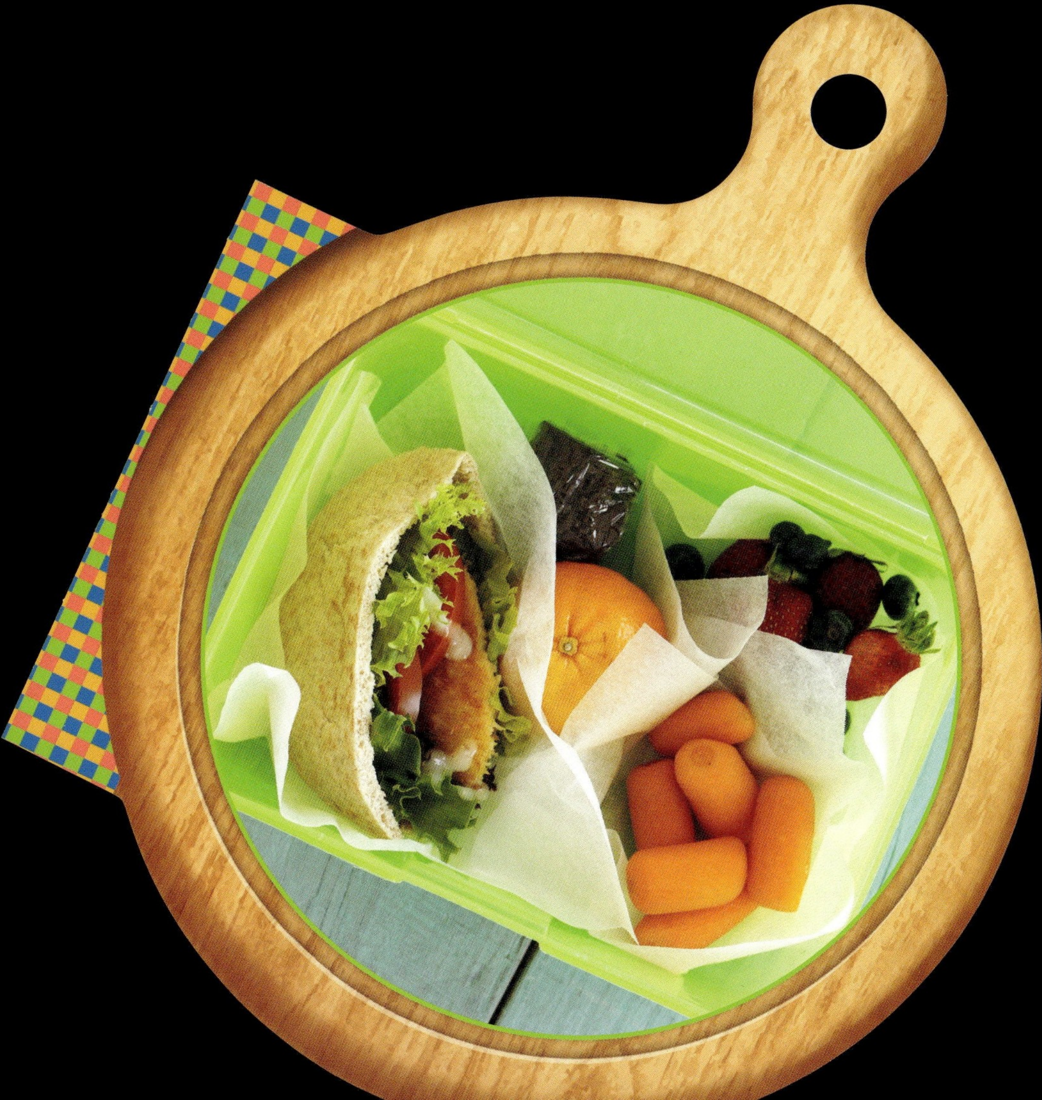

12

Omelett mit Spinat und Lachs

6 frische Eier
30 g Sahne
Salz und weißer Pfeffer
3 – 4 EL Butter

40 g Blattspinat
40 g ganze Mandeln, blanchiert
4 Schnittlauchhalme
200 g Räucherlachs, in Scheiben

1 Eier mit der Sahne verquirlen, mit Salz und Pfeffer würzen. Etwas Butter in einer beschichteten Pfanne erhitzen. ¼ des Teigs gleichmäßig in die Pfanne geben und von beiden Seiten je 2 Min. backen. Auf gleiche Weise weitere 3 dünne Omeletts braten. Auf Küchenpapier abtropfen lassen. 2 Blattspinat waschen, putzen, trocken schleudern und in Streifen schneiden. Mandeln hacken und in einer trockenen Pfanne rösten. Schnittlauch waschen und trocknen. 3 Omeletts auf der Arbeitsfläche ausbreiten, mit Räucherlachs belegen und den Spinat auf dem Lachs verteilen. Omeletts rollen und mit dem Schnittlauch vorsichtig zusammenbinden. Mit den gerösteten Mandeln bestreuen.

15 4

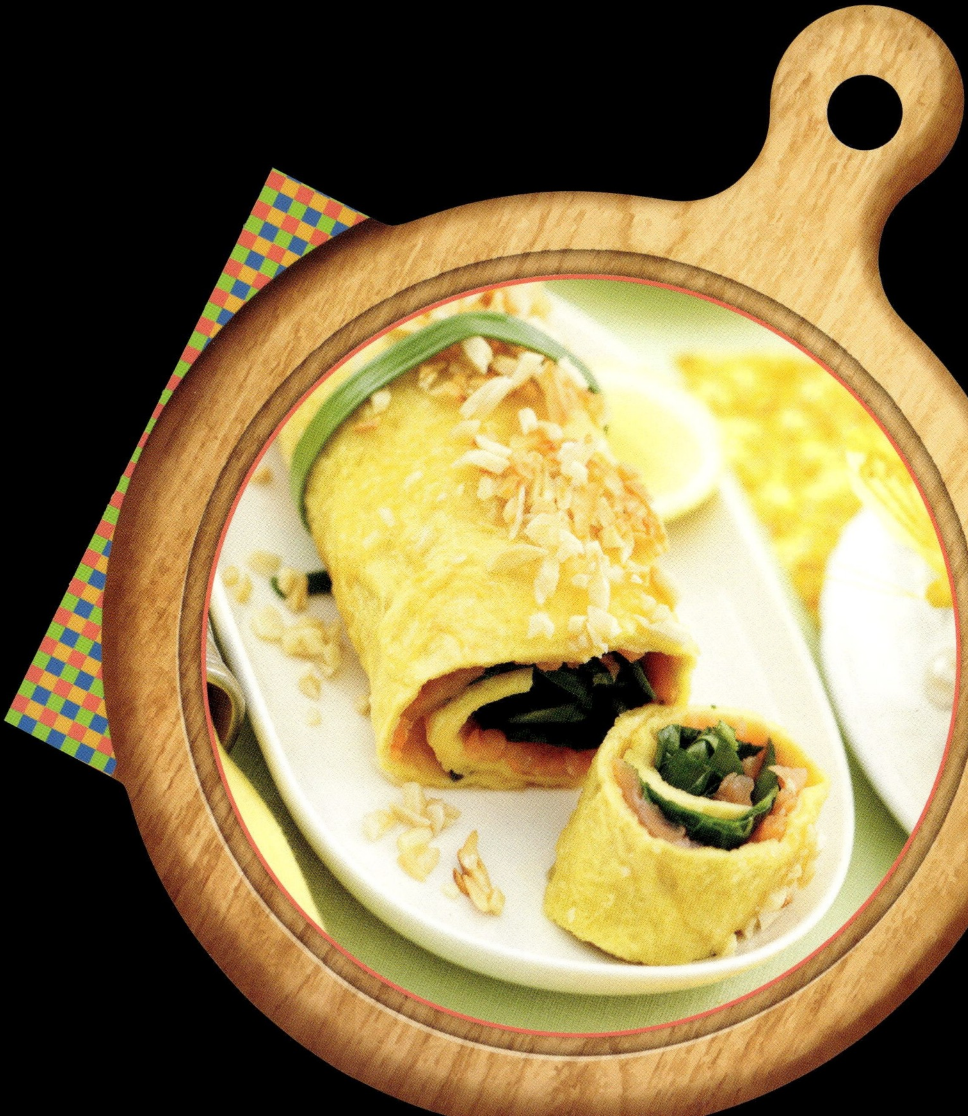

14

Mini-Pizzen mit Mozzarella

400 g Mehl
½ Pck. Trockenhefe
1 TL Salz
3 EL Olivenöl
350 g passierte Tomaten
Salz und Pfeffer

4 Champignons
100 g Kochschinken
100 g Salami
3 Kugeln Mozzarella
getrockneter Oregano

1 Trockenhefe mit 5 EL lauwarmem Wasser und Zucker verrühren. Dann mit Mehl vermischen, Salz, Öl und 150 ml lauwarmes Wasser zugeben und alles zu einem glatten Teig verkneten. Teig auf einer bemehlten Arbeitsfläche kräftig durchkneten, dann zugedeckt 15 Min. gehen lassen. 2 Den Backofen auf 220 °C Ober- und Unterhitze vorheizen. Zwei Backbleche mit Backpapier belegen. 3 Den Teig auf einer bemehlten Arbeitsfläche nochmals gut durchkneten und in 12 Portionen teilen. Diese zu runden Fladen ausrollen und auf das Blech legen. 4 Jeweils 1 – 2 EL passierte Tomaten darauf geben, dünn verstreichen, salzen und pfeffern. Die Champignons in dünne Scheiben schneiden, Schinken und Salami in Streifen schneiden und die Mini-Pizzen belegen. Mozzarellakugeln in Scheiben schneiden, Pizzen mit Oregano bestreuen, mit Mozzarella belegen und 15 Min. backen.

je Blech 15 | 4

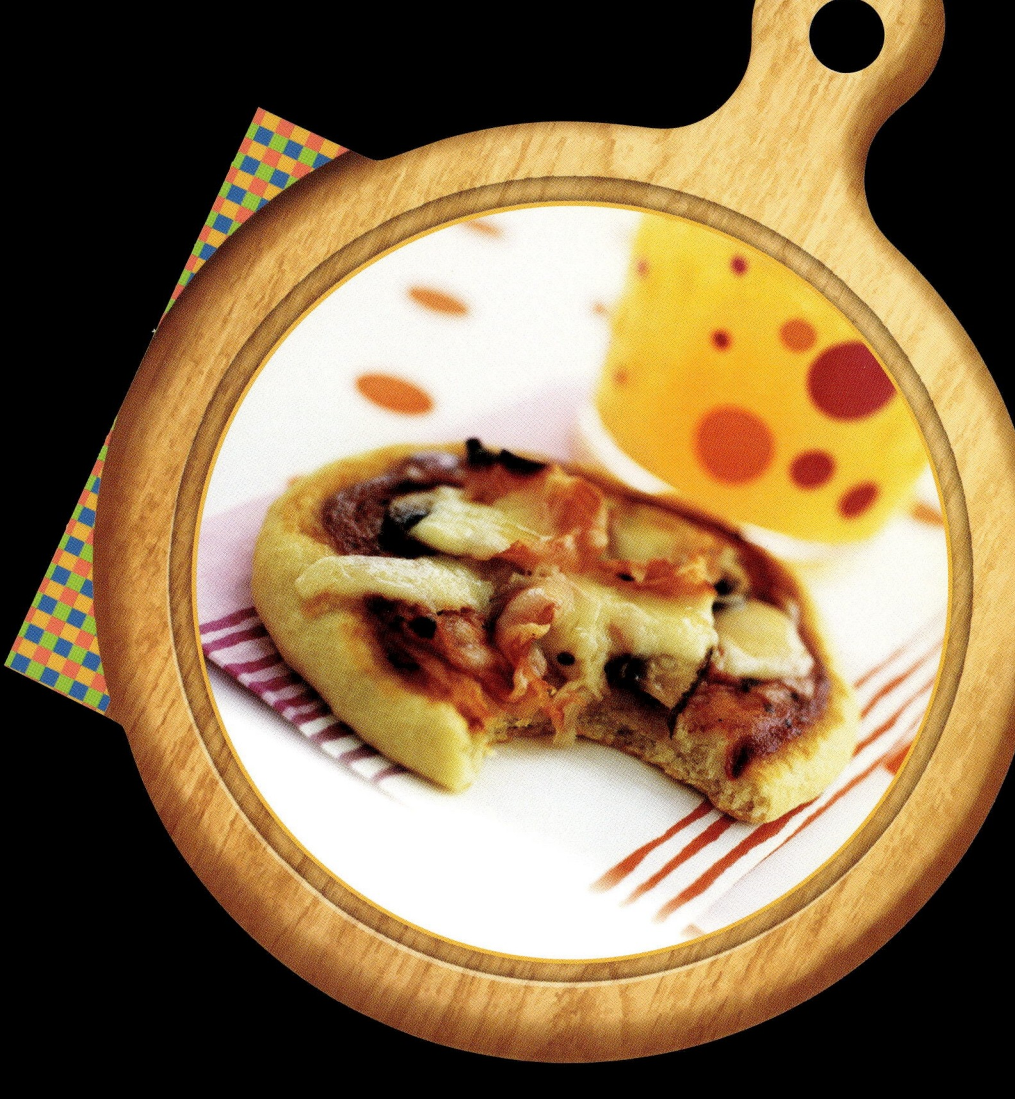

16

Fußballburger für Fans

450 g gemischtes Hackfleisch
Salz und Pfeffer
Kümmel, gemahlen
Koriander, gemahlen
2 EL Pflanzenöl
4 Salatblätter
2 Tomaten
4 Burgerbrötchen
1 Handvoll Sesam
3 – 4 EL Mayonnaise
4 EL Ketchup
4 EL Remoulade
3 – 4 EL schwarzer Sesam
4 Scheiben Scheiblettenkäse

1 Das Hackfleisch mit Salz, Pfeffer, Kümmel und Koriander würzen, gut verkneten und zu 4 flachen Frikadellen formen. In einer heißen Pfanne im Öl 5 – 6 Minuten goldbraun braten. 2 Den Salat waschen, putzen und trocken schleudern. Die Tomaten waschen, den Strunk herausschneiden und in Scheiben schneiden. 3 Die Brötchen aufschneiden und mit Pinsel kleine Fußball-Fünfecke mit der Mayonnaise auftragen. Im schwarzem Sesam wälzen und die Unterseite mit dem Salat belegen. Die Frikadelle mit Ketchup, Remoulade und den Tomaten darauf legen. Den Käse auf den Tomaten verteilen, mit dem Deckel abschließen und servieren.

6 4

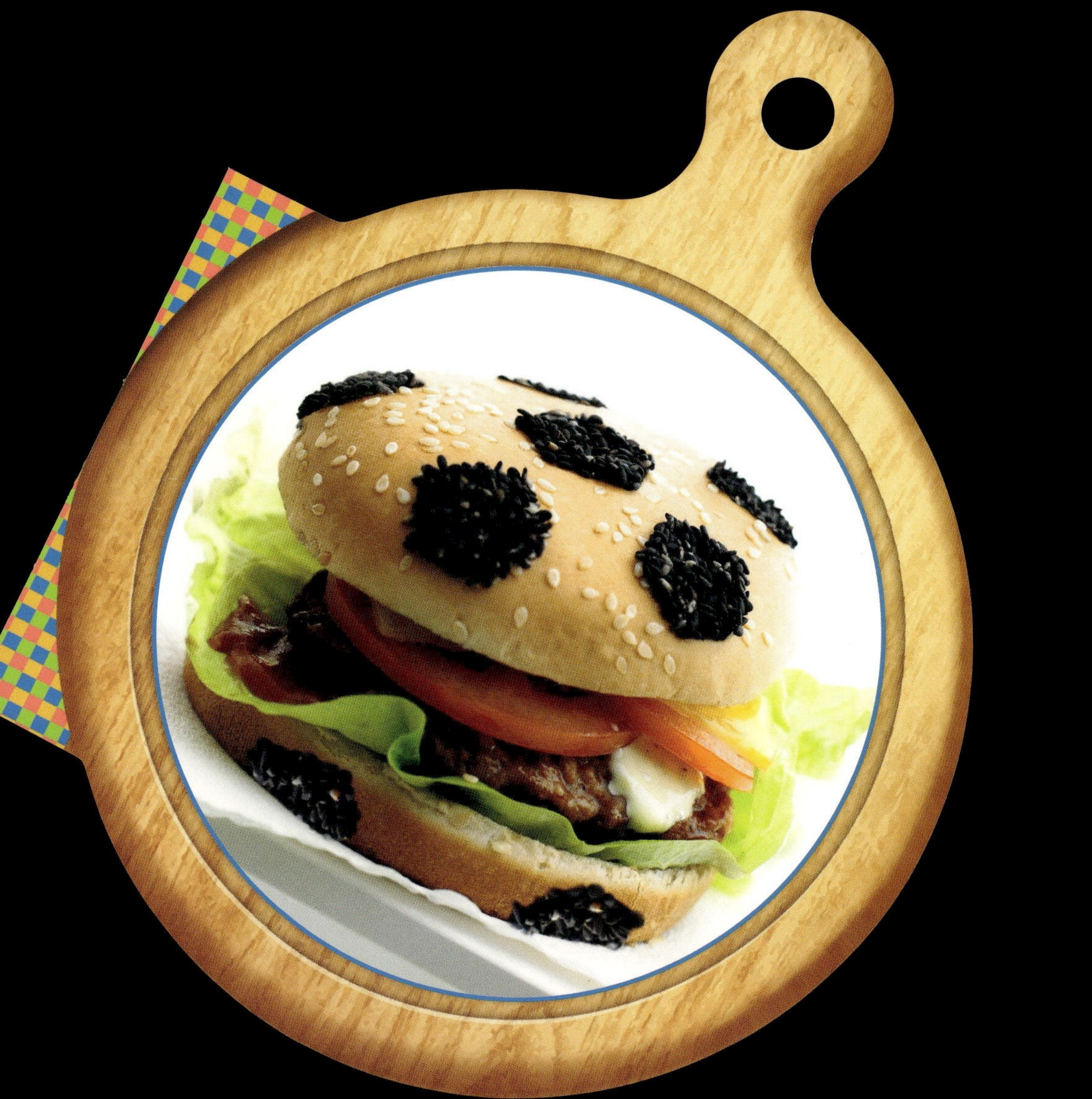

18

Fischstäbchen-Burger

4 EL Mayonnaise
2 EL Joghurt
1 – 2 TL Tomatenmark
Salz und Pfeffer
1 – 2 TL Zitronensaft
1 Zwiebel
1 Tomate
3 Salatblätter
8 Fischstäbchen
4 Burgerbrötchen, mit Sesam
Petersilie, zum Garnieren
1 Bio-Zitrone, zum Garnieren

1 Mayonnaise, Joghurt, Tomatenmark und Zitronensaft zu einem Dressing verrühren. Mit Salz und Pfeffer abschmecken und kalt stellen. 2 Die Zwiebel in feine Streifen und die Tomate in Scheiben schneiden. Salatblätter waschen, trocken schütteln und klein rupfen. 3 Den Backofen auf 220 °C Ober- und Unterhitze vorheizen, ein Backblech mit Backpapier belegen, gefrorene Fischstäbchen auf das Blech legen und 15 Min. backen. 4 Die Brötchen halbieren und die Schnittflächen kurz rösten. Die unteren Hälften mit je 1 – 2 EL Dressing bestreichen. Salat und ein paar Zwiebelstreifen darauf geben. Jeweils zwei Fischstäbchen daraufsetzen, mit je einer Scheibe Tomate, restlichen Zwiebeln und Petersilie belegen. Brötchenoberhälften aufsetzen und die Burger mit Zitronenscheiben servieren.

15 4

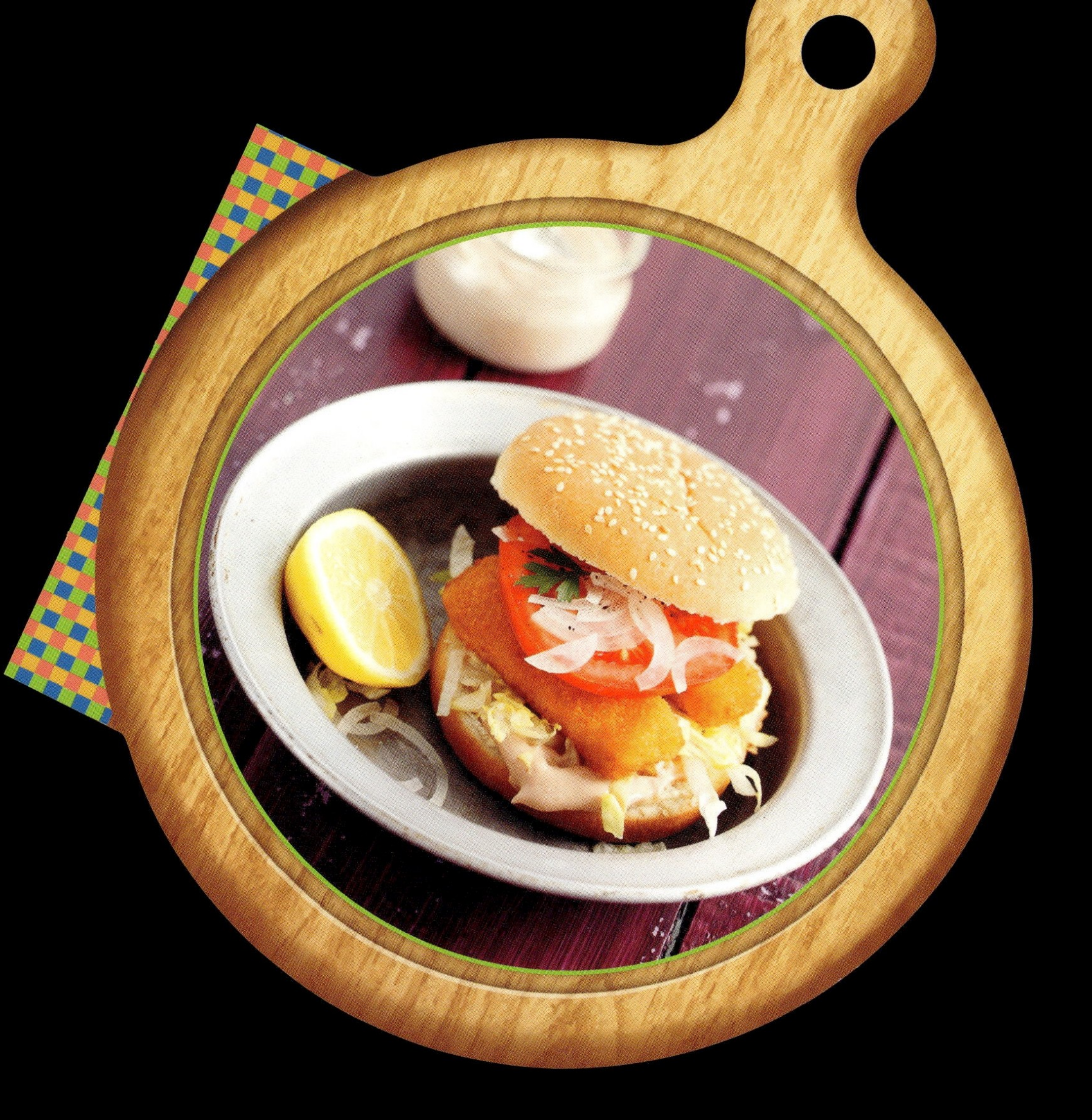

20

Buchstabensuppe mit Gemüse und Würstchen

100 g Buchstabennudeln
Salz und Pfeffer
100 g Erbsen; TK
4 Frühlingszwiebeln
8 Kirschtomaten
1 Schalotte
1 Knoblauchzehe
1 EL Olivenöl
1 l Fleisch- oder Gemüsebrühe
4 Wiener Würstchen
1 – 2 EL Kräuter, gehackt

1 Die Nudeln nach Packungsangaben in Salzwasser kochen, abgießen und abtropfen lassen. Die Erbsen antauen lassen. Die Frühlingszwiebeln schräg in 4 – 5 cm lange Stücke schneiden und die Kirschtomaten halbieren. 2 Die Schalotte und den Knoblauch fein würfeln, in einem Topf mit Öl unter Rühren hell anschwitzen. Dann mit der Brühe auffüllen und 5 – 10 Min. köcheln lassen. Frühlingszwiebeln und Erbsen dazugeben und 2 – 3 Min. mitgaren. Die Würstchen quer halbieren und längs bis 3 cm vor dem Ende vierteln. 3 Die Brühe mit Salz und Pfeffer würzen, Würstchen und Tomaten einlegen und 10 Min. in der heißen Suppe ziehen lassen. Die Buchstabennudeln und Kräuter untermischen, Suppe kurz erwärmen, abschmecken und servieren.

25 4

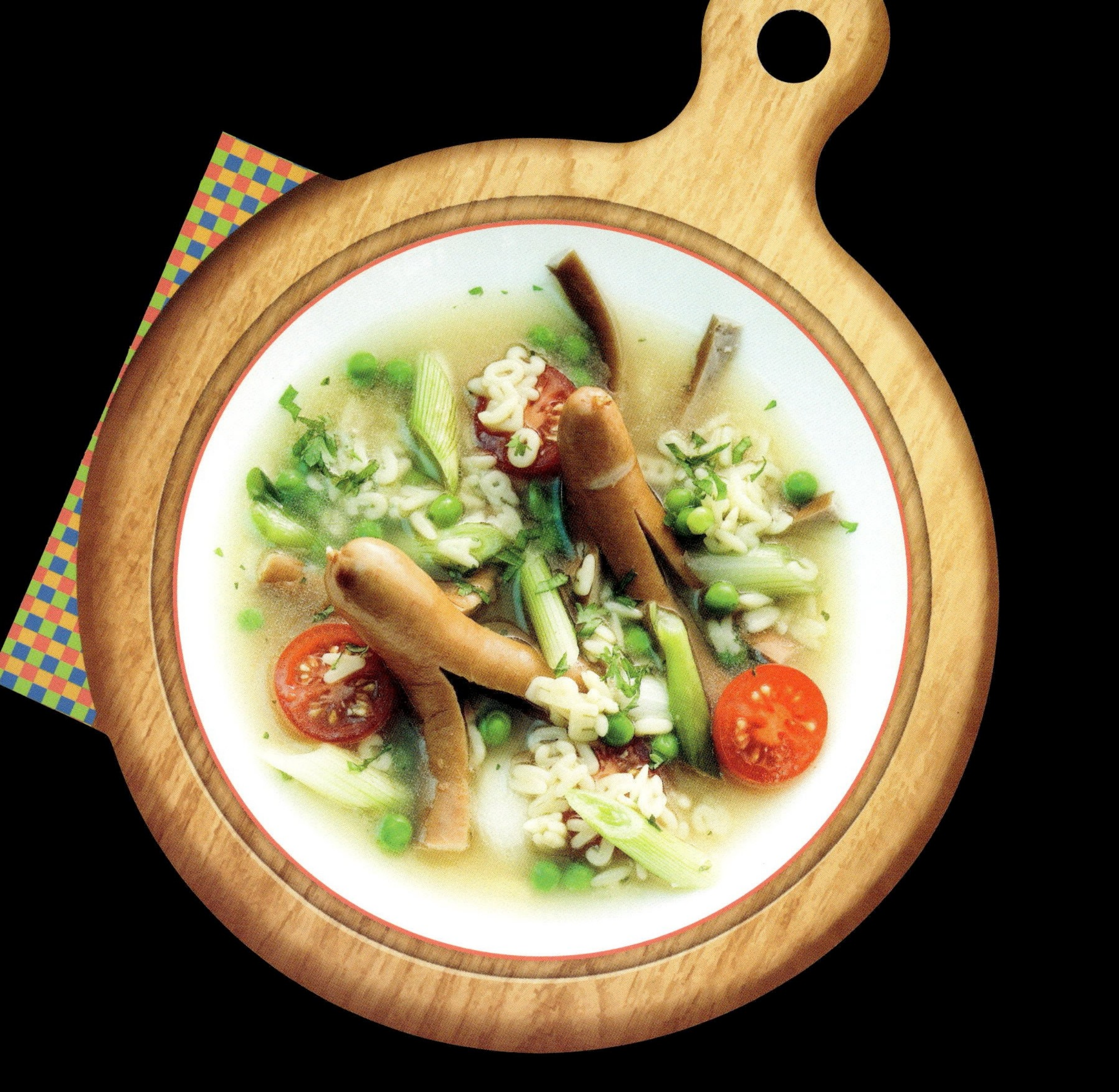

22

Räubertopf mit Kartoffelspalten

800 g festkochende Kartoffeln
4 EL Pflanzenöl
Salz und Pfeffer
Paprikapulver, edelsüß
4 kleine Rostbratwürstchen
250 g Schweinefilet
1 rote Zwiebel
1 Möhre
1 kleine rote Paprikaschote
1 kleine grüne Paprikaschote
200 g grüne Bohnen
2 EL Olivenöl
Salz und Pfeffer
300 ml Fleischbrühe
2 EL Tomatenketchup
1 EL Petersilie, gehackt

1 Den Backofen auf 200 °C Ober- und Unterhitze vorheizen. Die Kartoffeln in Spalten schneiden, trocken tupfen und in einer Schüssel mit dem Öl, Salz, Pfeffer und ½ TL Paprikapulver vermischen. Auf einem Blech verteilen und im Ofen 40 Min. backen. 2 Für den Räubertopf die Bratwürste vierteln, das Fleisch in 2 – 3 cm große Stücke schneiden, die Zwiebel in Streifen und die Möhre in dünne Scheiben schneiden. Die Paprika in 2 cm große Stücke, die Bohnen in 3 – 4 cm lange Stücke schneiden. 3 Das Fleisch mit Salz und Pfeffer würzen und mit den anderen Zutaten unter Rühren anbraten, dann mit der Brühe ablöschen und 10 Min. köcheln lassen. 4 Mit Salz, Pfeffer und Ketchup würzen, die Petersilie unterrühren und mit den Kartoffelspalten servieren.

40 15 4

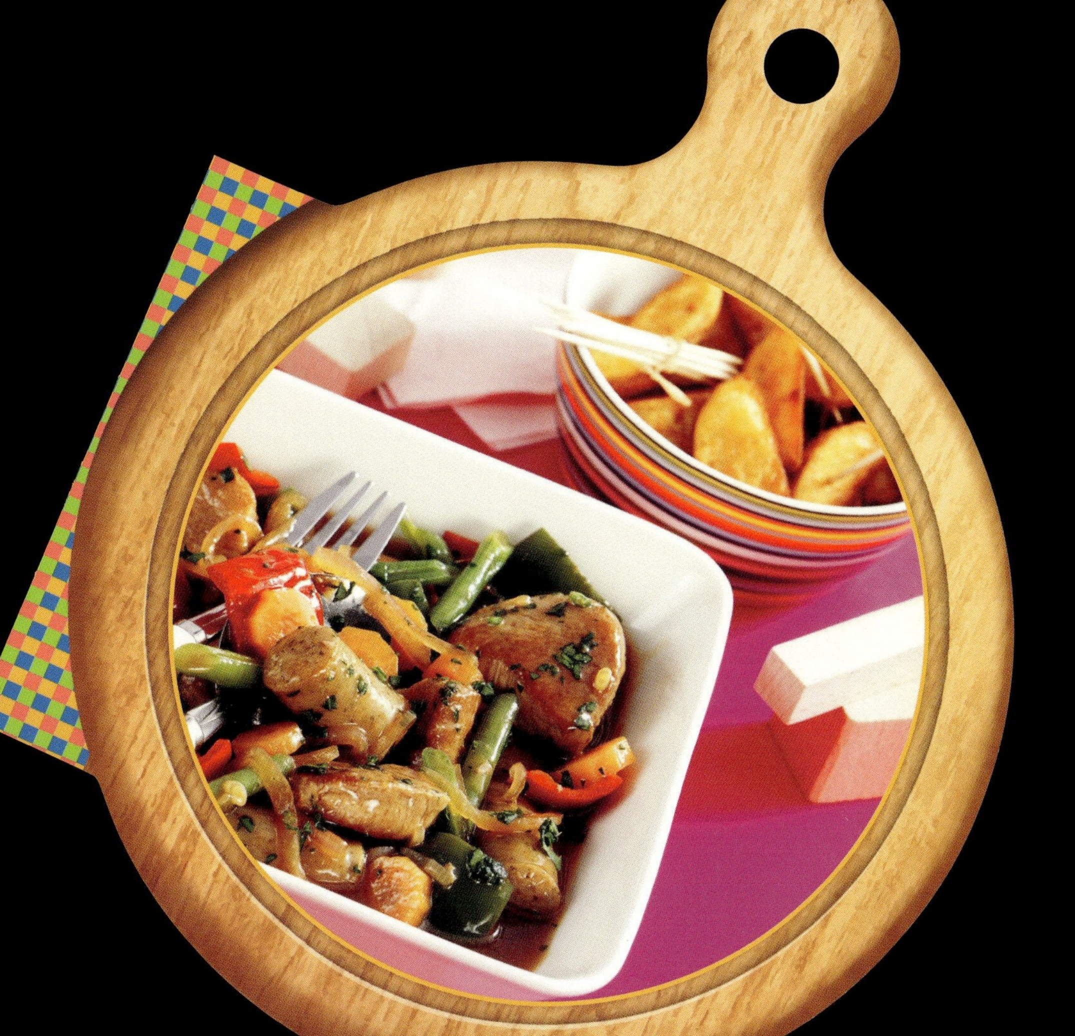

24

Senfeier mit Kartoffelbrei

Kartoffelbrei:
800 g Kartoffeln
2 EL Butter
200 ml Milch
Muskat, gerieben
Salz und Pfeffer

Senfeier:
2 EL Butter
2 EL Mehl
250 ml Fleischbrühe
250 ml Milch
4 EL Senf
1 EL Dijon-Senf
1 EL Weinessig
8 Eier
Salz
1 Prise Zucker

1 Die Kartoffeln schälen und in grobe Stücke schneiden, in Salzwasser für 20 Min. gar kochen, abgießen, ausdampfen lassen und anschließend durch eine Kartoffelpresse drücken. Mit Butter und heißer Milch zu einem glatten Püree verrühren, mit Salz und Muskat pikant abschmecken. 2 Für die Senfeier die Butter in einem Topf zerlassen, das Mehl einrühren und unter ständigem Rühren leicht bräunen lassen. 3 Jetzt die Brühe und die Milch zugießen, alles kräftig miteinander verrühren und für 5 Min. weiter köcheln lassen. 4 Senf einrühren, mit 1 Prise Zucker, Essig, Salz und Pfeffer abschmecken. 5 Die Eier 8 Min. kochen, danach mit kaltem Wasser abschrecken und abschälen. 6 Zusammen mit dem Kartoffelbrei und der Soße auf dem Teller verteilen. Mit frischen Kräutern garniert servieren.

20 4

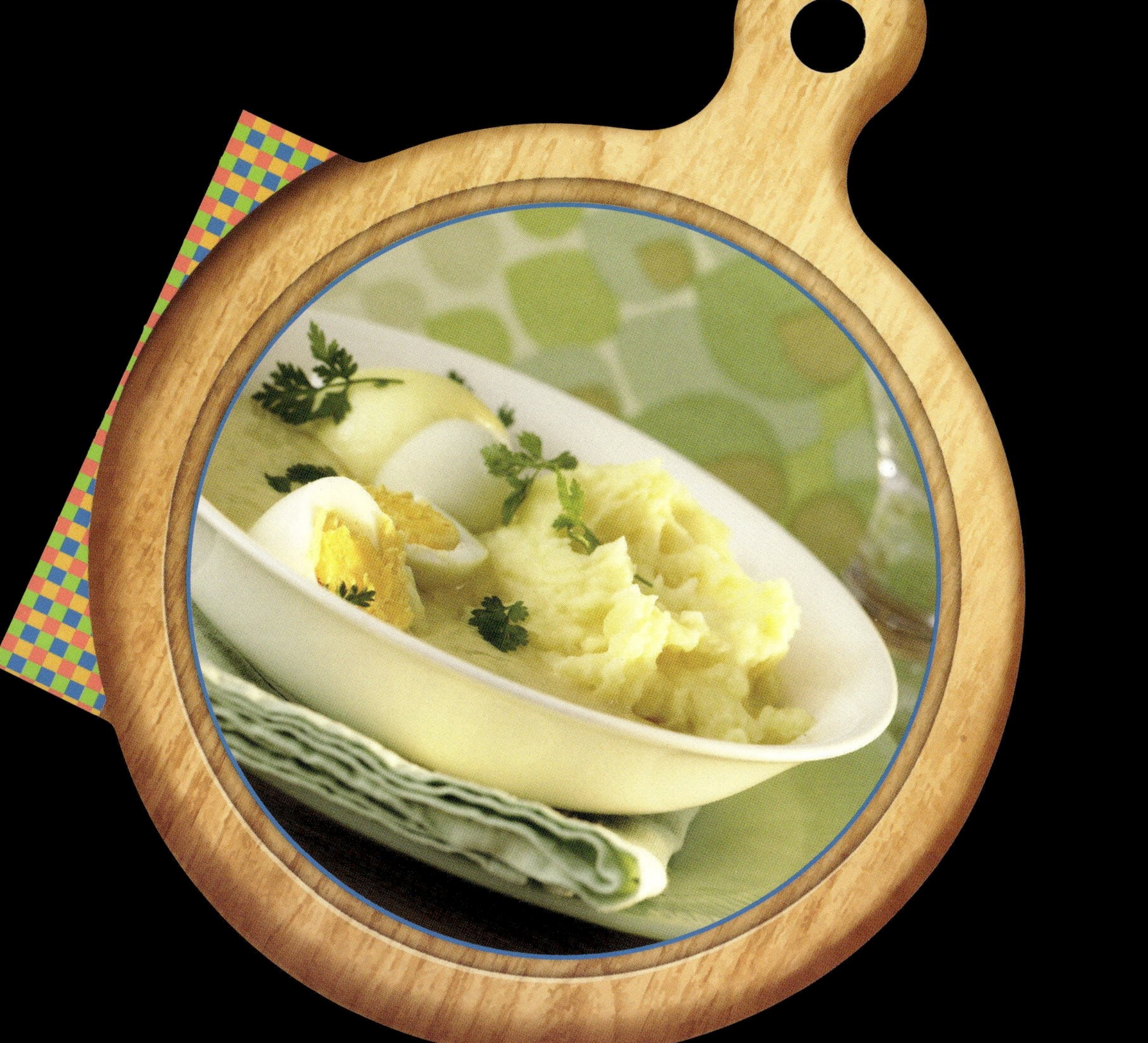

26

Spieße mit Bratwurst und Gemüse

250 g Naturreis
Salz und Pfeffer
4 junge Zucchini
1 rote Paprikaschote
4 kleine Zwiebeln
4 rohe Bratwürstchen
2 EL Olivenöl
½ TL Paprikapulver
Pflanzenöl, für den Rost
1 Frühlingszwiebel, zum Garnieren

1 Holzspieße 30 Min. in Wasser einlegen und wärenddessen den Grill anheizen. 2 Den Reis nach Packungsangabe gar kochen. Die Zucchini waschen und mitsamt dem Stielansatz jeweils schräg in 4 Stücke schneiden. Die Paprikaschote waschen, putzen, längs vierteln und die Stücke je quer halbieren. Die Zwiebeln abziehen und vierteln. Die Würstchen in 4 Stücke schneiden. 3 Die Spieße abtropfen lassen und abwechselnd mit je Zucchini, Bratwurst, Paprika und Zwiebel bestücken. Das Öl mit Paprikapulver verrühren und die Spieße damit dünn bestreichen. Den Grillrost leicht ölen, die Spieße auflegen und unter Wenden 10 – 12 Min. bei mittlerer Hitze grillen. 4 Die Frühlingszwiebel schräg in Ringe schneiden, den Reis auf 4 Tellern anrichten, Spieße würzen, über Kreuz daneben anrichten und alles servieren.

35 12 4

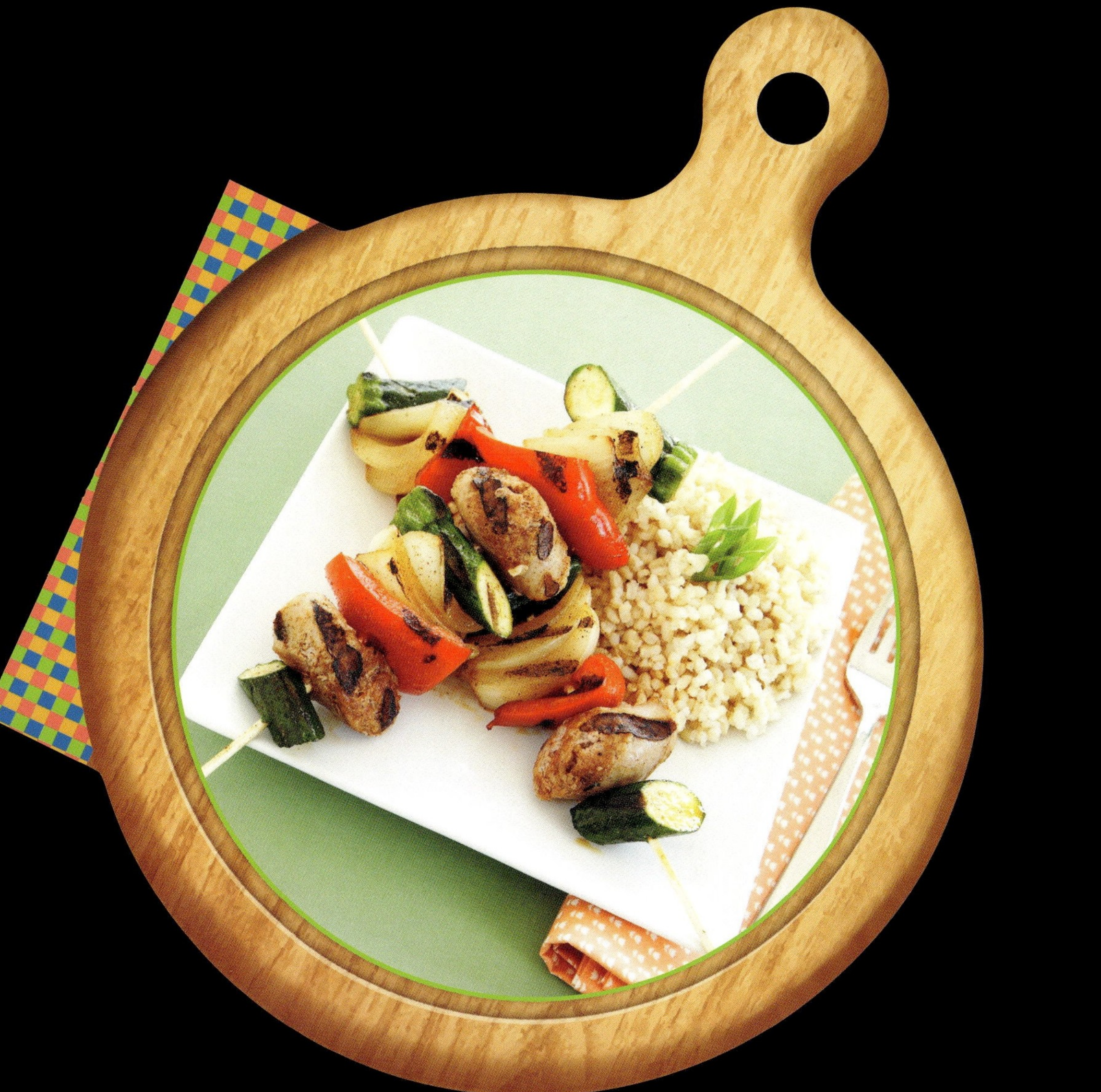

28

Gemüsequark mit Pellkartoffeln

1,2 kg festkochende Kartoffeln
Salz und Pfeffer
1 gelbe Paprikaschote
½ Salatgurke
2 Tomaten
2 Frühlingszwiebeln
500 g Magerquark
100 g Schmand
2 EL Olivenöl
2 EL Butter
3 Stängel frische Blattpetersilie
8 Salatblätter zum Garnieren

1 Kartoffeln in kochendem Salzwasser 20 – 25 Min. garen, bis sie sich mit einer Gabel leicht einstechen lassen. 2 Paprika waschen, halbieren, entkernen und fein würfeln. Gurke schälen, halbieren, mit einem Teelöffel die wässrigen Kerne herausschaben und das Fruchtfleisch in sehr kleine Würfel schneiden. Tomaten waschen, vierteln, Kerne entfernen, festes Fruchtfleisch fein würfeln. Frühlingszwiebeln waschen und fein hacken. 3 Quark mit Schmand, Olivenöl und kleingeschnittenem Gemüse verrühren. Mit Salz und Pfeffer abschmecken. 4 Kartoffeln abgießen, ausdampfen, pellen. Anschließend in einer großen Pfanne in heißer Butter schwenken. 5 Petersilie waschen, trocken schütteln, klein zupfen und unter die Kartoffeln mischen. Kartoffeln und Gemüsequark anrichten. Mit Salatblättern garnieren.

25 4

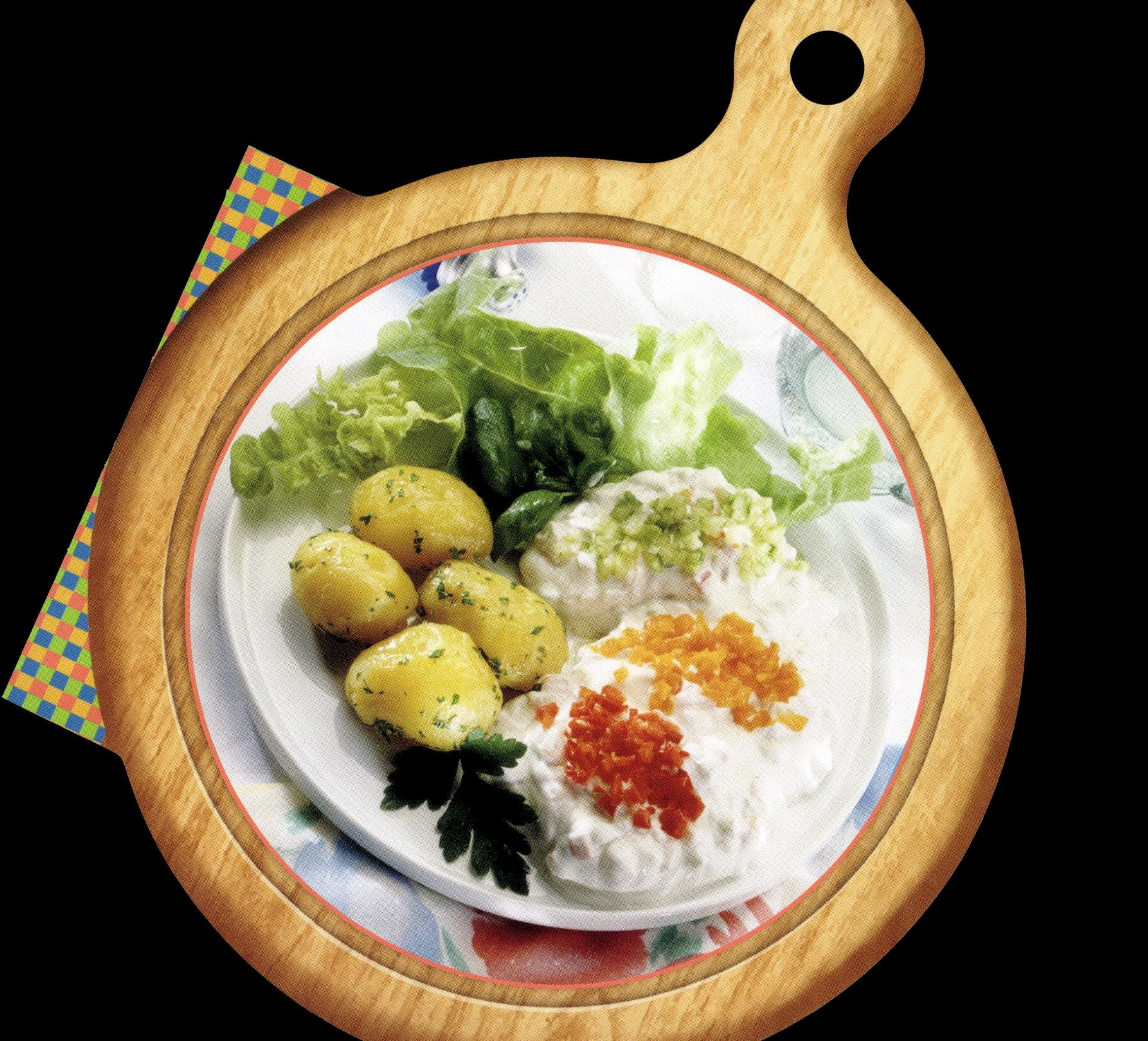

Spaghetti Bolognese

- 1 Möhre
- 1 Zwiebel
- 1 Knoblauchzehe
- 1 Stängel Staudensellerie
- 400 g gemischtes Hackfleisch
- 2 EL Tomatenmark
- 200 ml Fleischbrühe
- 150 ml passierte Tomaten
- 400 g gehackte Tomaten; Dose
- Salz und Pfeffer
- 1 Prise Zucker
- 1 TL getrocknete Kräuter
- 400 g Spaghetti
- Parmesan, gerieben

1 Möhre, Zwiebel, Knoblauch sowie Sellerie putzen und klein würfeln. 2 In einer Pfanne Hackfleisch unter Rühren krümelig braten und leicht bräunen. Vorbereitetes Gemüse zufügen, 2 – 3 Min. anschwitzen. Tomatenmark unterrühren, kurz mitgaren, dann mit der Brühe und den passierten Tomaten ablöschen. Alles mit Salz, Zucker und Pfeffer würzen, die stückigen Tomaten und Kräuter einrühren und die Soße unter gelegentlichem Rühren köcheln lassen. 3 Inzwischen Spaghetti nach Packungsangabe in reichlich Salzwasser bissfest kochen. Anschließend abgießen, gut abtropfen lassen und auf Teller verteilen. 4 Bolognese abschmecken, über die Spaghetti geben und mit Parmesan bestreuen.

30 4

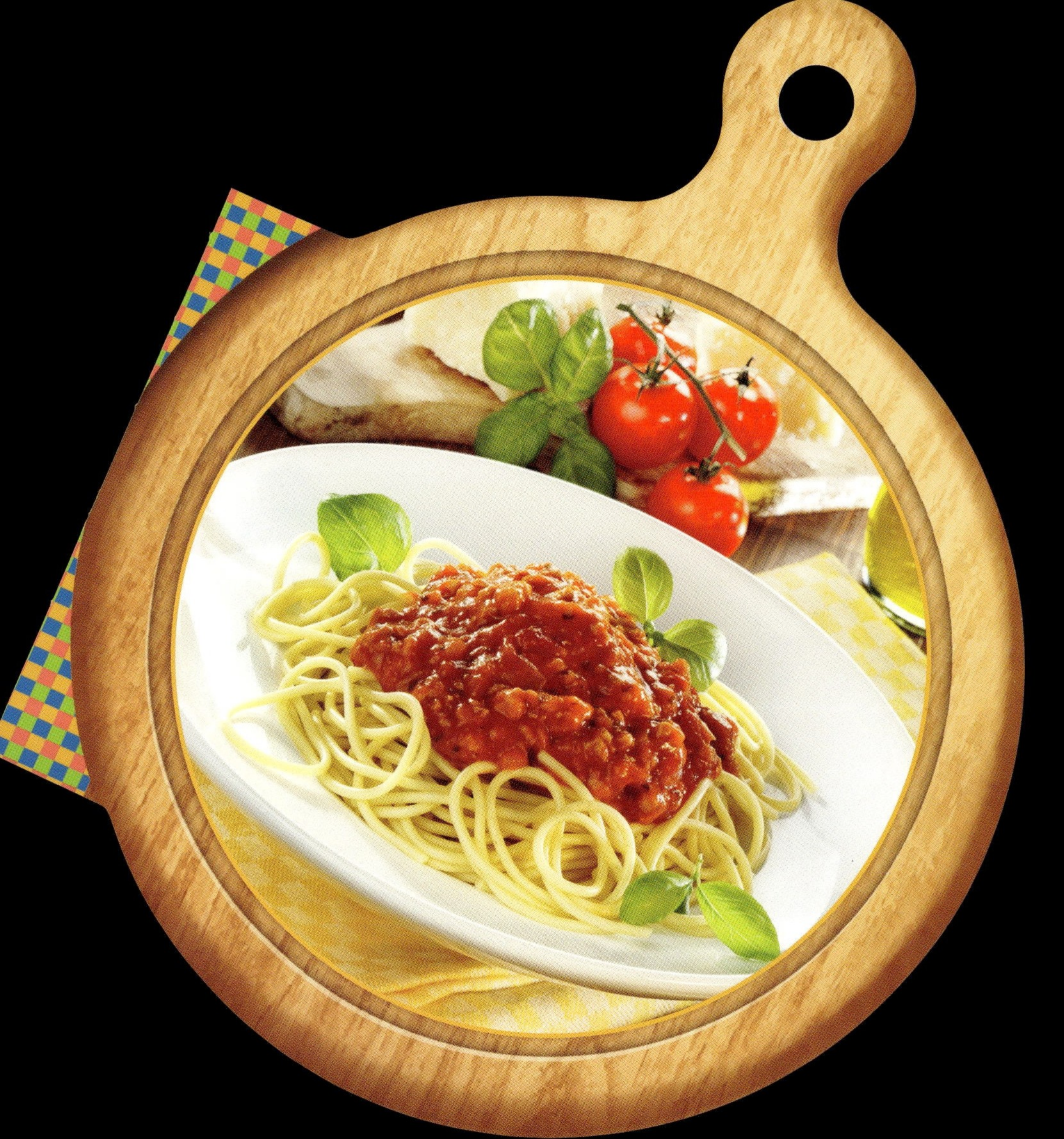

Bauernfrühstück

600 g festkochende Kartoffeln; gekocht und gepellt
2 Zwiebeln
2 Gewürzgurken
2 EL Olivenöl
200 g Nudeln; gekocht, z. B. Cavatelli, Penne
4 Eier
Salz und Pfeffer
¼ Handvoll Schnittlauch

❶ Gekochte Kartoffeln in dünne Scheiben schneiden. Zwiebeln schälen und klein würfeln. Gewürzgurken ebenfalls in kleine Würfel schneiden. In einer großen Pfanne das Öl erhitzen und Zwiebelwürfel darin hell anschwitzen. Kartoffeln zugeben und knusprig anbraten. ❷ Gekochte Nudeln untermischen und kurz mitbraten. ❸ Eier in einer Schüssel mit Salz und Pfeffer verquirlen. ❹ Gewürzgurken unter die Kartoffeln mischen. Die verquirlten Eier darübergießen und bei geringer Hitze stocken lassen. Danach leicht umrühren. ❺ Schnittlauch abbrausen, trocken schütteln und in feine Röllchen schneiden. Bauernfrühstück auf Tellern anrichten und mit etwas gemahlenem Pfeffer und reichlich Schnittlauch servieren.

20 4

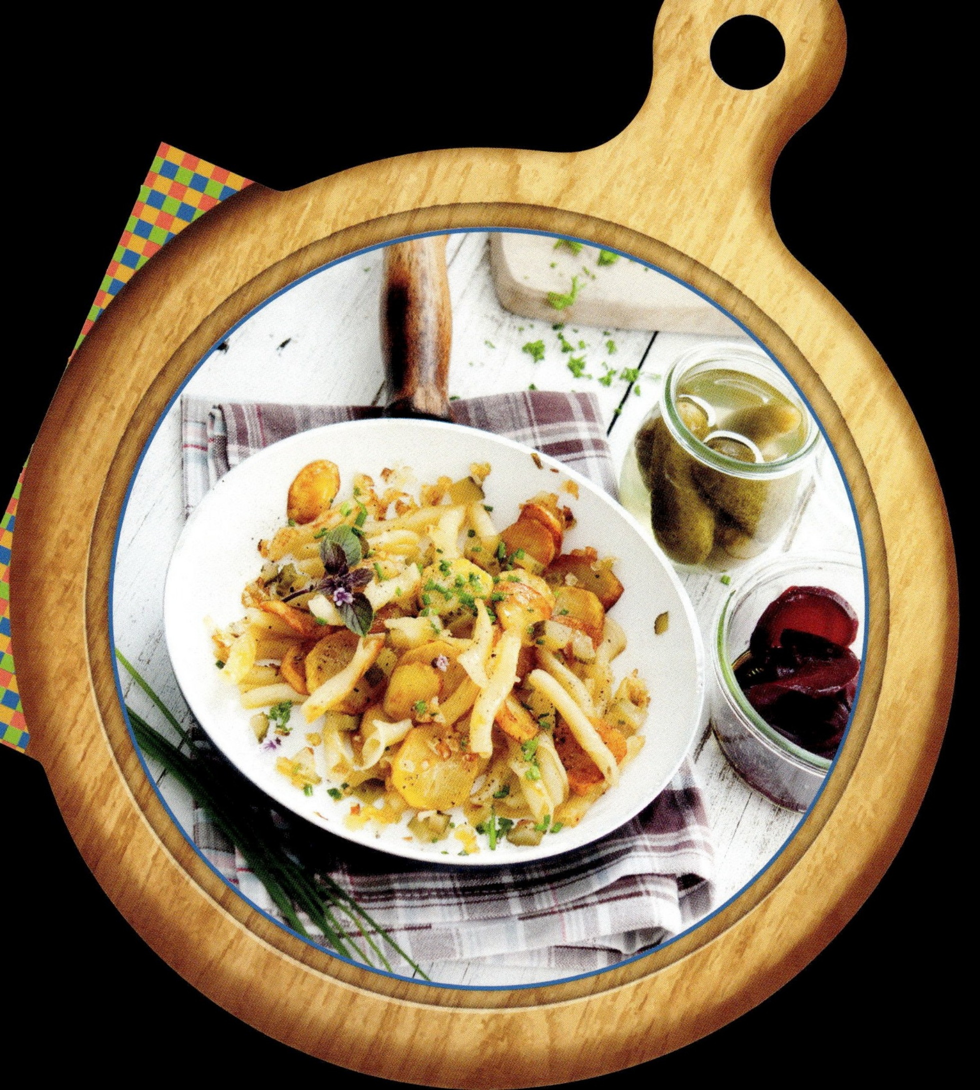

Strammer Max

4 Scheiben Roggenmischbrot
40 g Kräuterbutter
1 EL Pflanzenöl
4 Eier
Salz und Pfeffer
1 EL Petersilie, frisch gehackt
150 g Salatgurke
100 g Kochschinken, in Scheiben
frische Petersilie

1 Die Brote mit der Kräuterbutter bestreichen. 2 Das Öl in einer Pfanne erhitzen, 4 Spiegeleier braten, salzen, pfeffern und mit Petersilie bestreuen. 3 Die Gurke waschen und schräg in dünne Scheiben schneiden. Diese auf den Broten verteilen, mit Salz und Pfeffer würzen und mit dem Schinken belegen. Dann die Spiegeleier auflegen und mit frischer Petersilie garniert servieren.

5 4

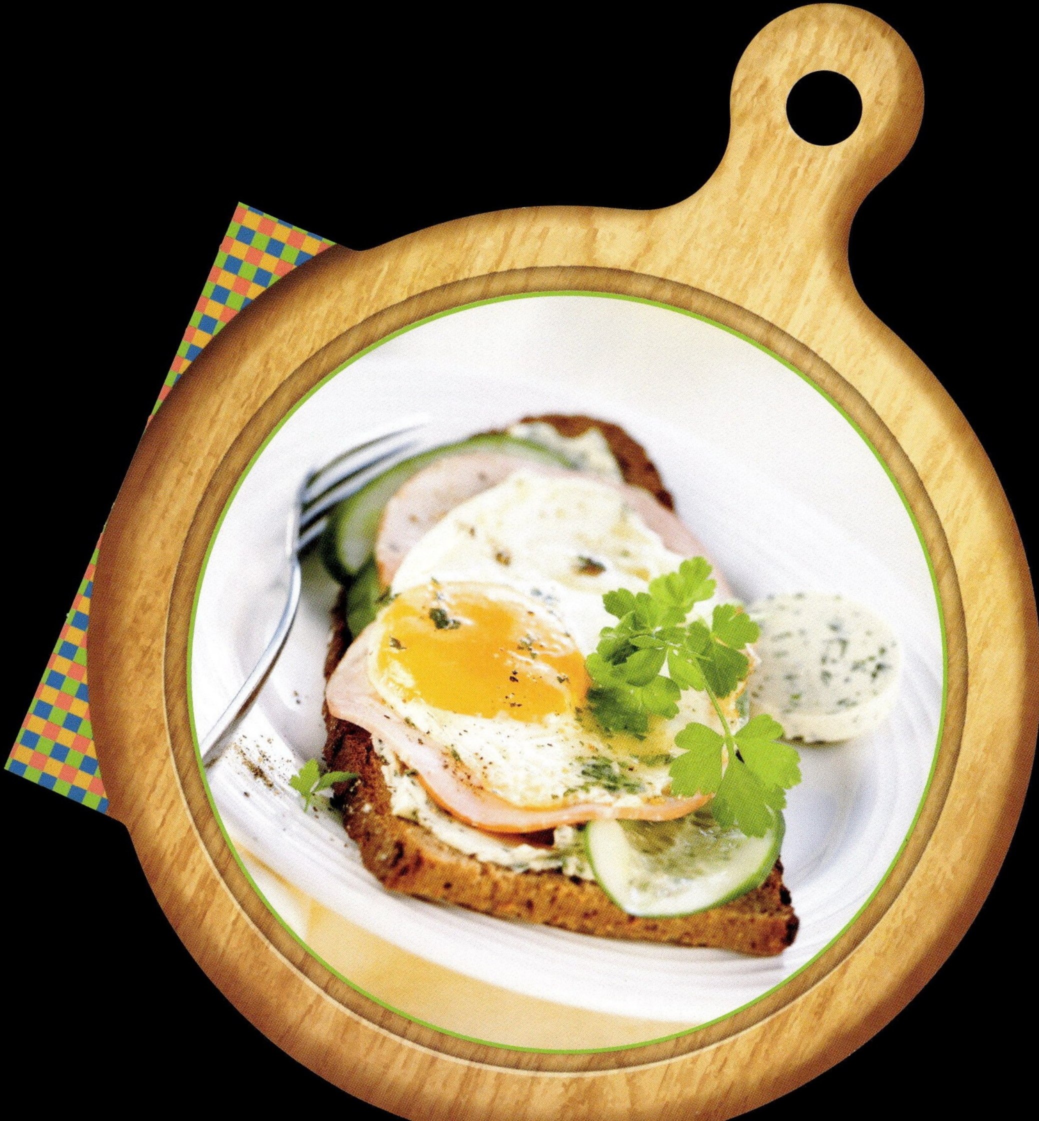

36

Toast Hawaii

½ Ananas
4 Scheiben Toastbrot
2 EL Butter
4 Scheiben Kochschinken
4 Scheiben junger Gouda
4 Rucolablättchen
Pfeffer
Gurkenstreifen

1 Den Backofen auf 175 °C Ober- und Unterhitze vorheizen. Die Ananas ringsum schälen und den holzigen Mittelteil ausstechen. Anschließend das Fruchtfleisch in 1 cm dicke Scheiben schneiden. 2 Das Toastbrot kurz vortoasten, mit Butter bestreichen und jeweils mit einer Scheibe Schinken, Ananas und Käse belegen. Die Toasts auf ein mit Backpapier belegtes Backblech legen und im Ofen 8 – 10 Min. überbacken. 3 Den Toast Hawaii jeweils mit einem Blättchen Rucola und Gurkenstreifen garnieren, nach Belieben noch leicht mit Pfeffer übermahlen und servieren.

10 4

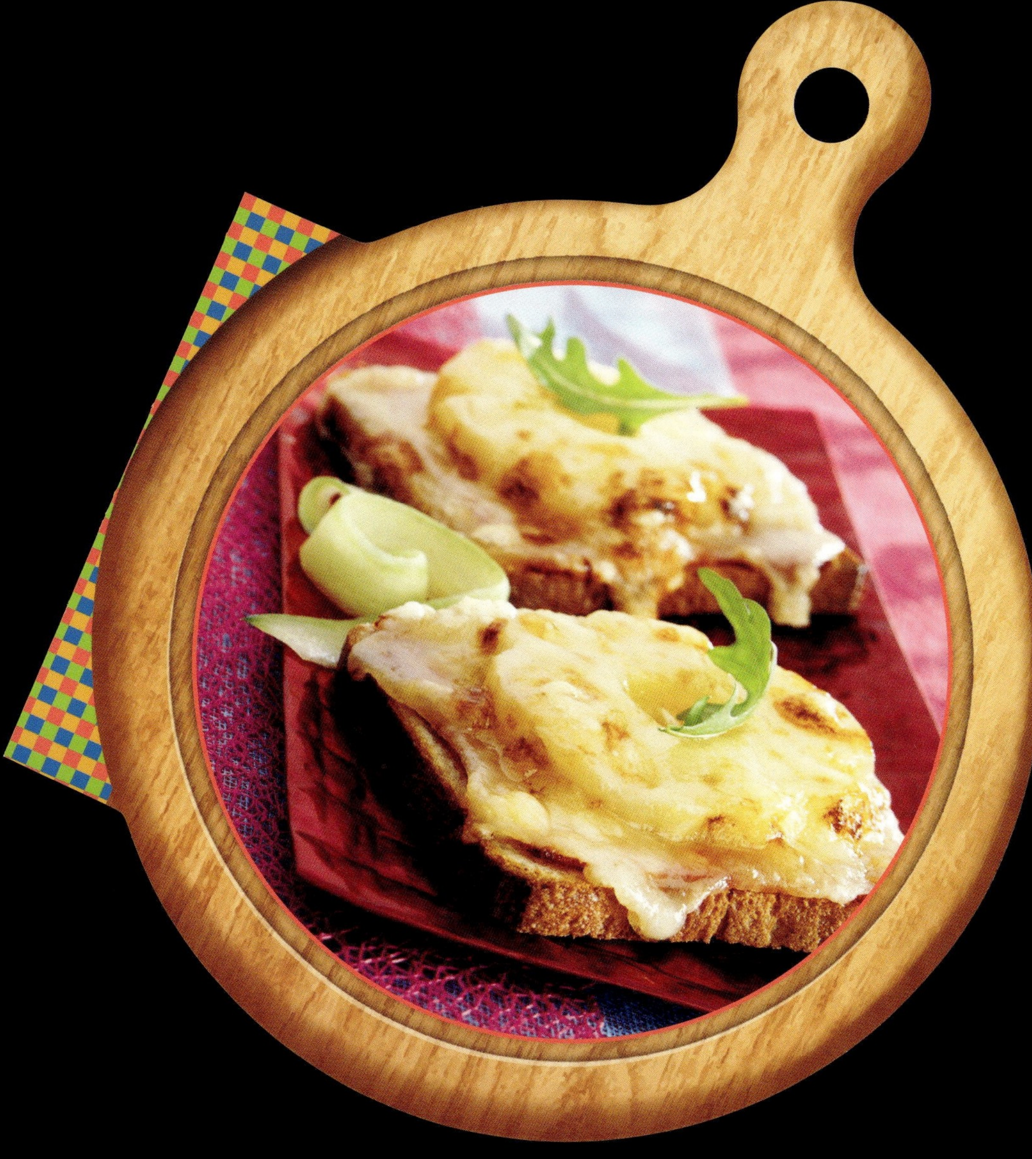

Würstchen im Schlafrock

20 Mini-Wiener
2 Rollen Blätterteig
Mehl, zum Arbeiten
mittelscharfer Senf
grober Senf
1 Ei

1 Den Backofen auf 210 °C Ober- und Unterhitze vorheizen. Ein Backblech mit Backpapier belegen. 2 Den Teig entrollen und auf einer bemehlten Arbeitsfläche etwas größer ausrollen. Aus dem Teig 2 Kreise von 20 cm Durchmesser ausschneiden, den Rest anderweitig verwenden. Die Kreise wie eine Torte jeweils in 10 Dreiecke schneiden. 3 Am breiten Ende der Teigstücke etwas mittelscharfen Senf aufpinseln, je ein Würstchen auflegen und in den Teig einrollen. Das Eiweiß vom Ei trennen und verquirlen, das Teigende damit bestreichen und festdrücken. Die Würstchen im Schlafrock auf dem Blech verteilen und im Ofen 15 Min. leicht braun backen. 4 Jeweils ein Schälchen groben und mittelscharfen Senf bereitstellen, die Würstchen aus dem Ofen nehmen und warm mit Senf servieren.

15 4

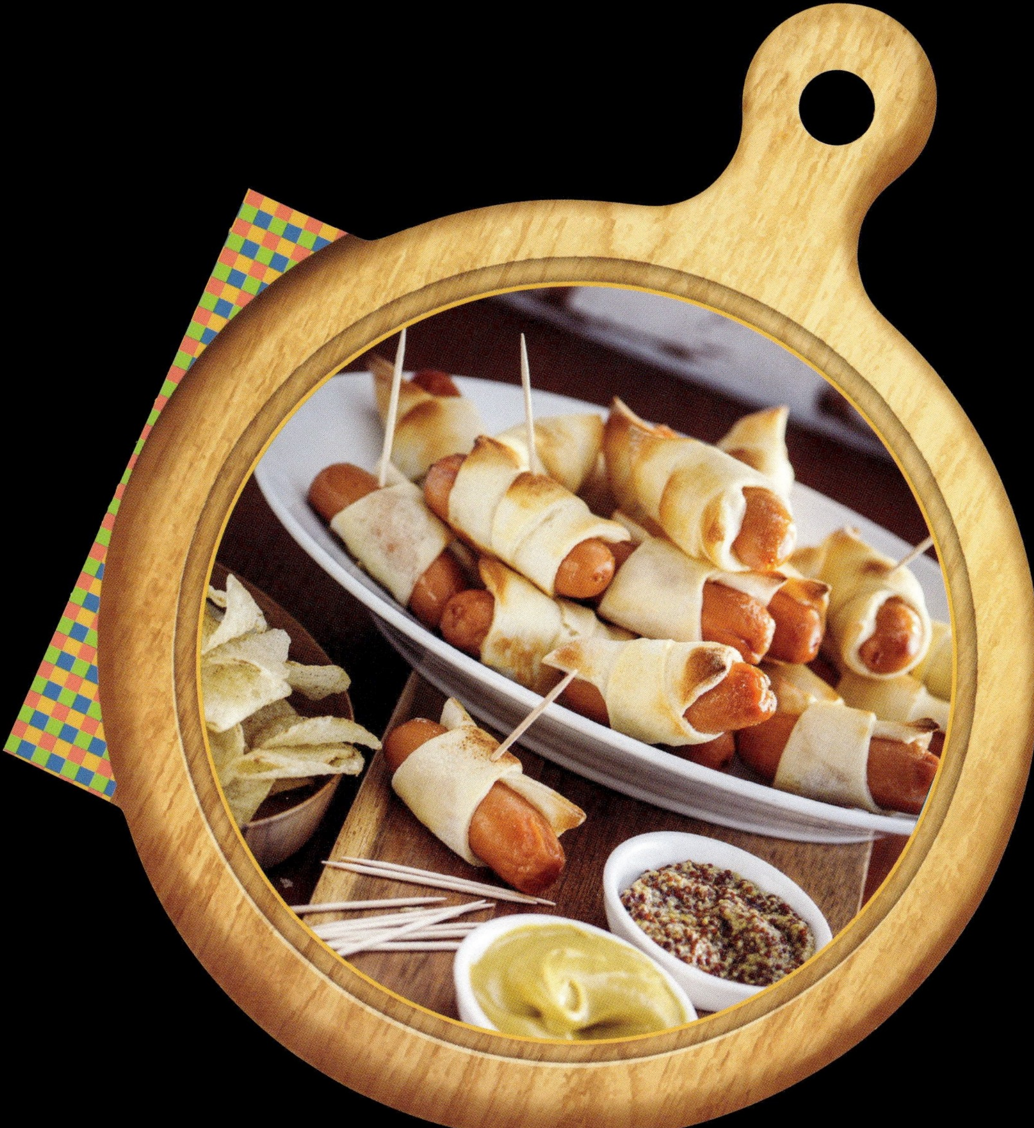

Käsestangen

300 g Blätterteig, TK
100 g Gouda, gerieben
Pfeffer, frisch gemahlen
1 Eigelb

1 Den Blätterteig auftauen lassen. 2 Backofen auf 225 °C vorheizen. Teigplatten an den Rändern mit Wasser befeuchten und auf einer bemehlten Arbeitsfläche leicht überlappend zu einem 40 x 40 cm großen Quadrat ausrollen. 3 Den Gouda mit etwas Pfeffer auf eine Teighälfte streuen, die andere Teighälfte darüber klappen. Mehrmals mit dem Nudelholz darüberrollen. Die Platte mit einem Teigrädchen oder Pizzaroller in 2 cm breite Streifen schneiden und jeden Teigstreifen spiralförmig verdrehen. 4 Eigelb verquirlen und Teigstreifen damit bestreichen. Auf ein mit Backpapier ausgelegtes Backblech setzen und im heißen Ofen 15 Min. goldbraun backen.

15 4

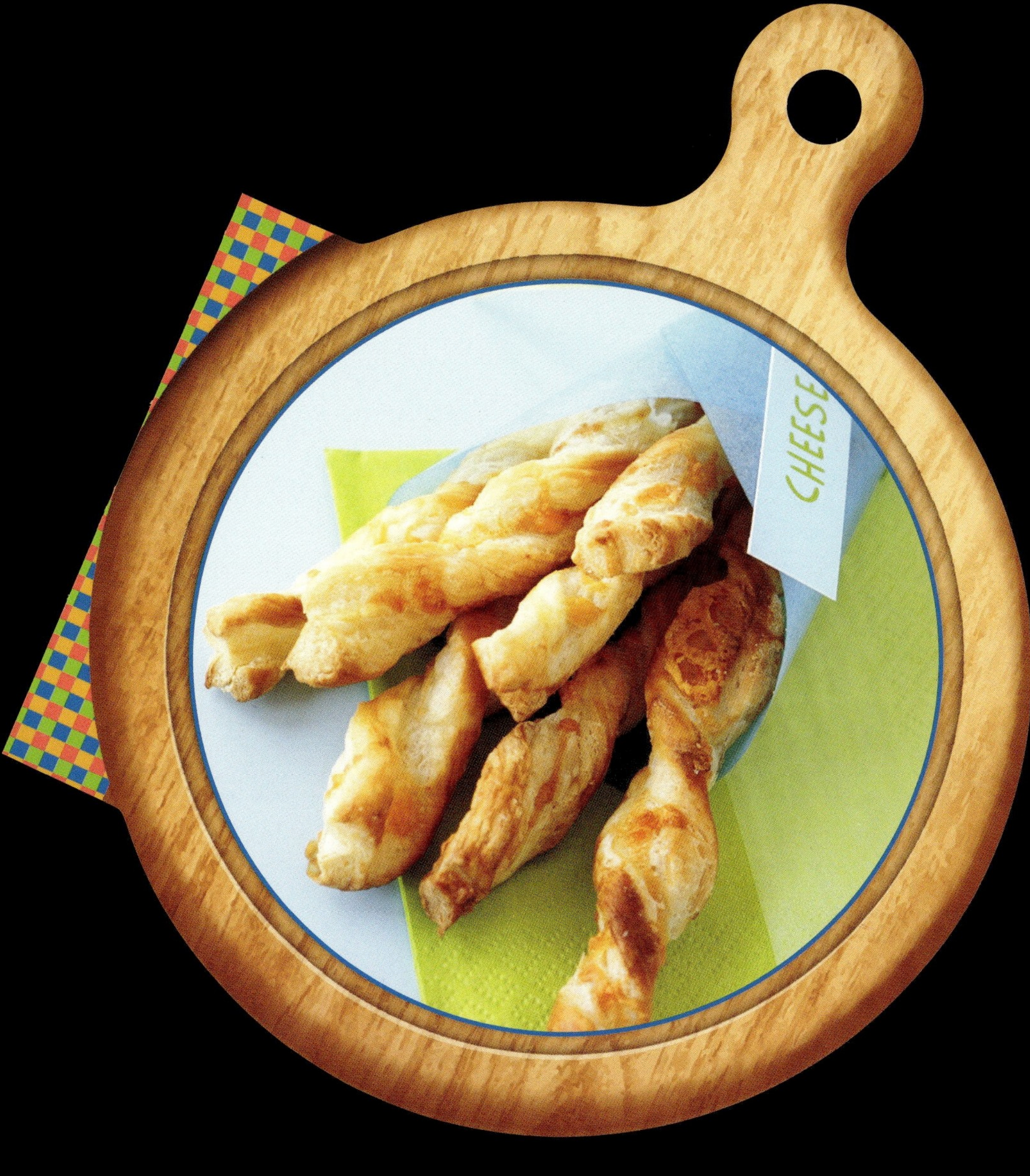
CHEESE

Pommes und Wiener Würstchen mit Ketchup

800 g Kartoffeln, festkochend
Pflanzenöl, zum Frittieren
4 Wiener Würstchen
Salz
Tomatenketchup

1 Die Kartoffeln schälen und in Stifte schneiden. In einem Topf reichlich Öl auf 160 °C erhitzen. Die Pommes darin portionsweise in 3 – 4 Min. blassgelb frittieren. Mit dem Schaumlöffel herausheben, abtropfen lassen und auf Küchenpapier auskühlen lassen. 2 Wasser aufkochen, die Würstchen einlegen und 10 Min. ziehen lassen. 3 Pommes ein zweites Mal portionsweise jeweils 2 – 3 Min. goldbraun und knusprig frittieren. Mit dem Schaumlöffel herausheben, abtropfen lassen und auf Küchenpapier entfetten. 4 Die Pommes im Ofen bei 100 °C warm halten, bis alle fertig frittiert sind. Dann salzen und auf Tellern wie ein Blockhaus aufstapeln. Die Würstchen daneben legen, mit einem Streifen Ketchup versehen und sofort servieren.

30 4

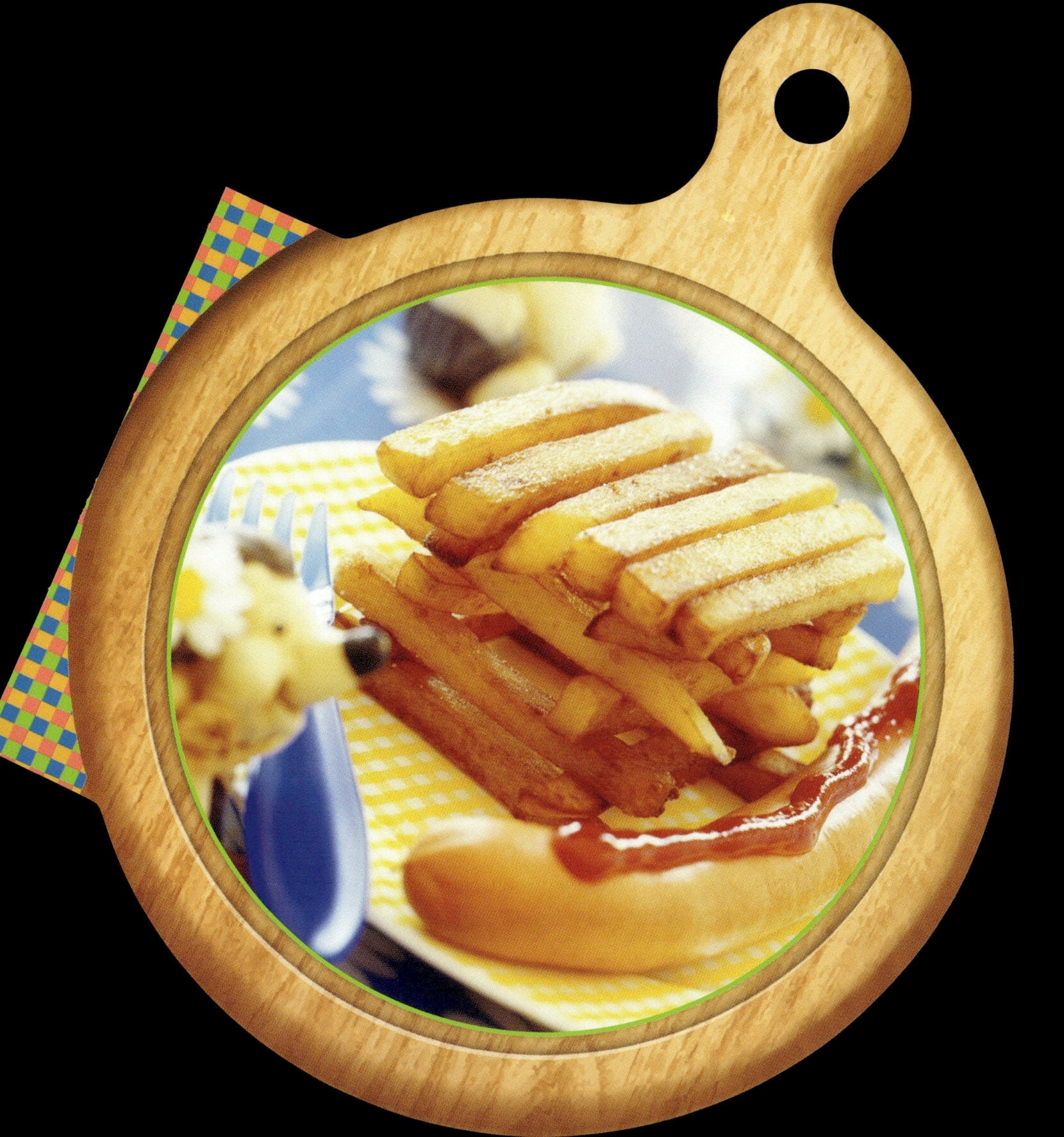

Hefeklöße mit Brombeerfüllung und Sahne

500 g Mehl
1 Würfel frische Hefe
100 g Zucker
250 ml lauwarme Milch
80 g Butter
1 Ei
¼ TL Zitronenabrieb
etwas Mehl
250 g Brombeerkonfitüre
Zimtzucker
Sahne und Butter

1 Mehl in eine Schüssel sieben, eine Mulde in die Mitte drücken, Hefe hineingeben, Zucker und Milch darüber geben und vermengen und zugedeckt an einem warmen Ort 15 Min. gehen lassen. 2 Butter zerlassen, Ei und Zitronenabrieb zufügen, durchkneten, 15 Min. gehen lassen. Aus dem Teig mit bemehlten Händen 16 gleich große Stücke teilen, kräftig durchkneten, zu Kugeln formen, auf ein Brett legen, 15 Min. gehen lassen. 3 In jede Teigkugel ein Loch drücken, jeweils 1 TL Konfitüre einfüllen. Teigränder sorgfältig schließen, 15 Min. gehen lassen. 4 In einem großen Topf einen Siebeinsatz hineinlegen, Topfboden mit ausreichend Wasser bedecken, zum Kochen bringen, die Knödel in den Siebeinsatz legen und 15 – 20 Min. im Wasserdampf garen. 5 Knödel aus dem Dampf nehmen und nach Belieben mit Schlagsahne, geschmolzener Butter oder Zimtzucker servieren.

1h 20 4

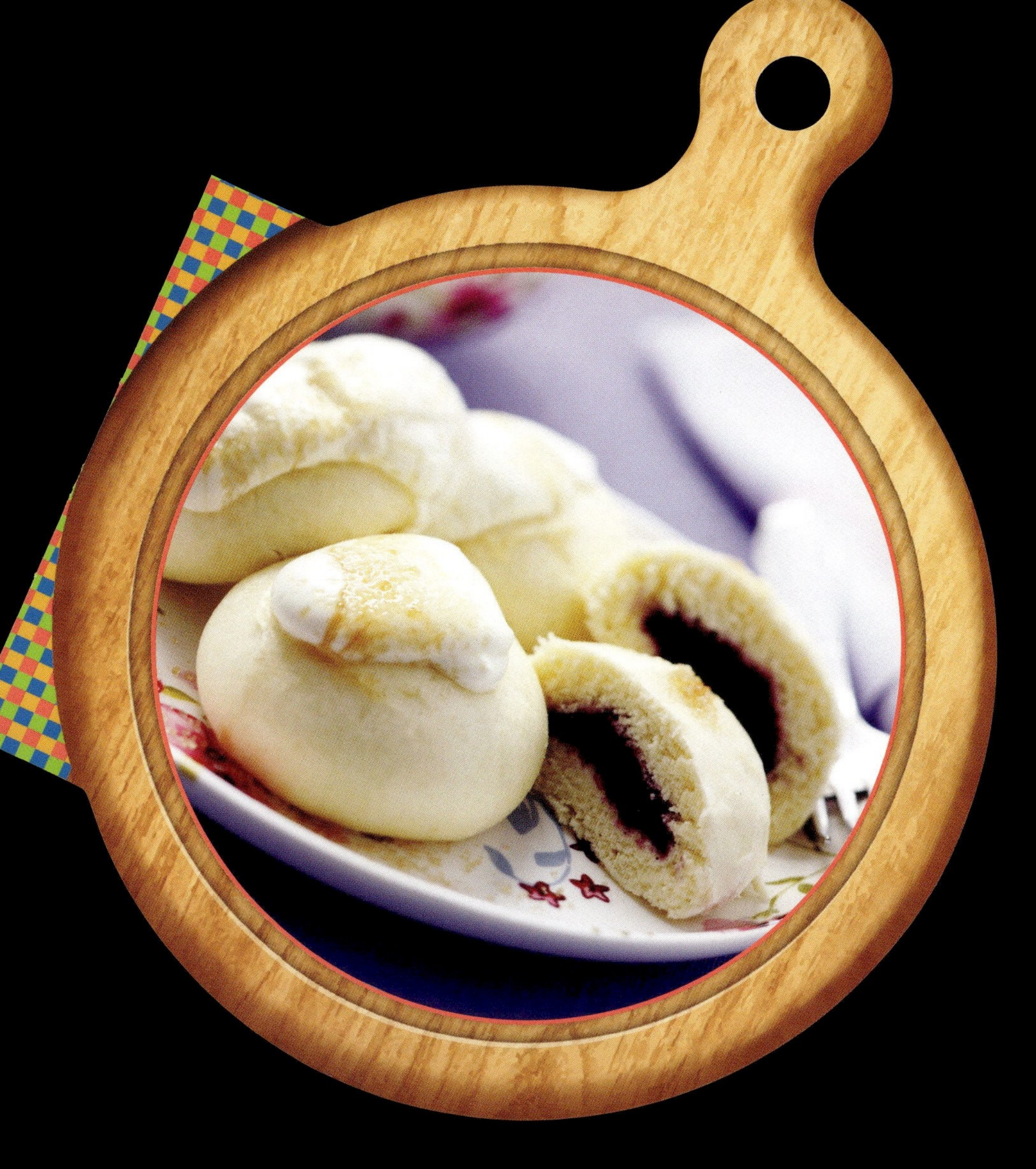

Fruchtiger Milchreis-Fuchs

500 ml Milch
100 ml Sahne
2 EL Zucker
1 Pck. Vanillezucker
1 Prise Salz

150 g Milchreis
4 Aprikosen
200g Heidelbeeren
2 Bananen

1 Milch mit der Sahne, Zucker, Vanillezucker und Salz aufkochen lassen. Reis zugeben und zugedeckt 30 Min. bei mittlerer Hitze köcheln lassen, dabei immer wieder umrühren, damit nichts anbrennt. Sollte der Milchreis zu zähflüssig werden, noch etwas Milch zugeben. 2 Die Aprikosen waschen, halbieren und das Fruchtfleisch je einer Hälfte klein würfeln. Bananen schälen, 2 cm der Spitzen abschneiden, den Rest würfeln. 3 Pro Portion 3 Heidelbeeren, 2-3 EL Aprikosenwürfel und die Spitzen der Bananen beiseitestellen, den Rest jeweils in einer Schale verteilen und den fertigen Milchreis darauf geben. 4 Die übrigen Aprikosenwürfel auf dem Milchreis zu einem Fuchs-Gesicht auslegen und die 3 Heidelbeeren als Augen und Nase einsetzen. Ohren, Füße und Schwanz aus Stücken der anderen Aprikosenhälfte und einer Bananenspitze anfügen, dann servieren.

30 4

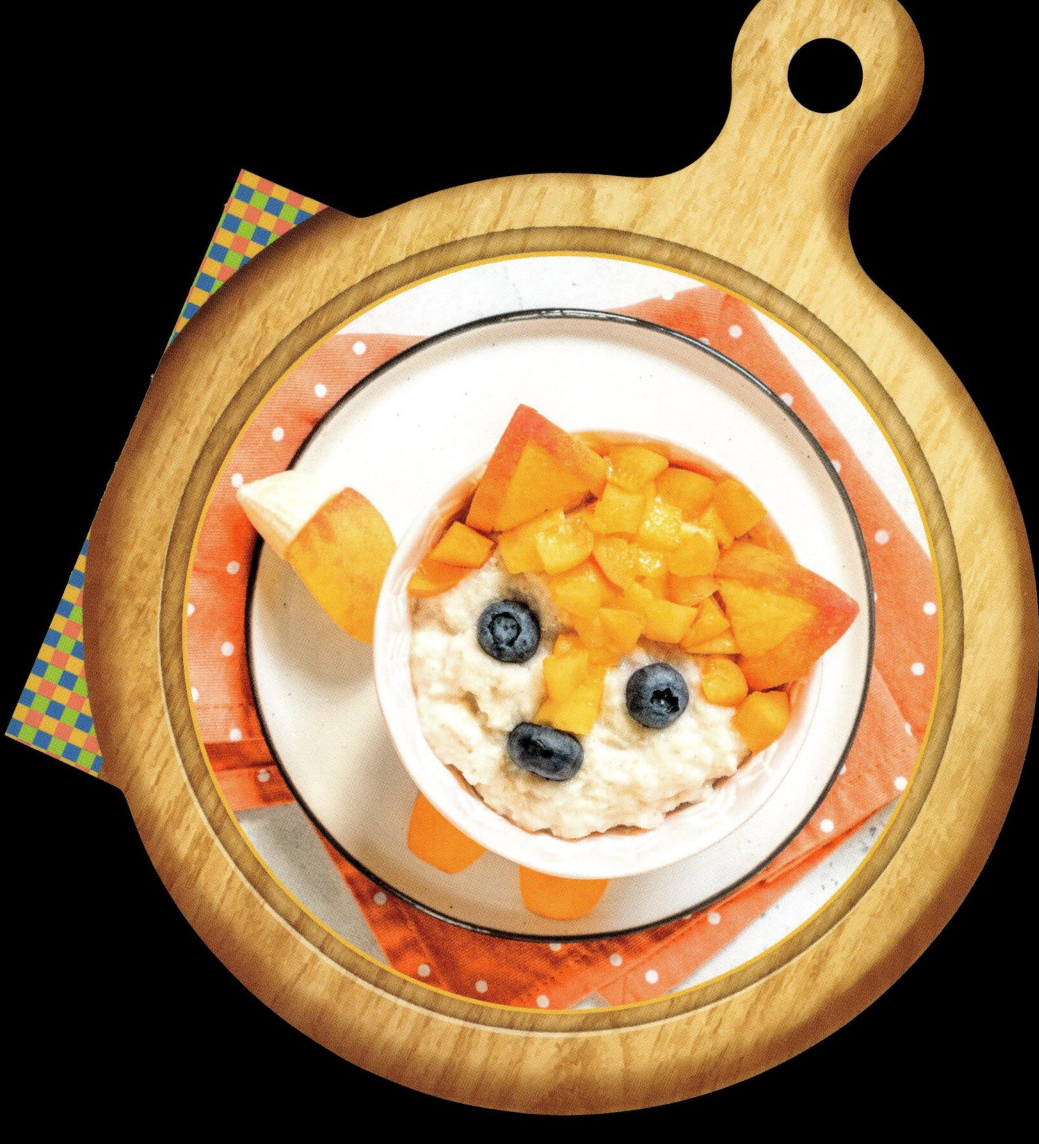

Schokoladenigel

- 1 große Banane
- 1 EL Zitronensaft
- 250 g Mehl
- 25 g Kakaopulver
- 2 TL Backpulver
- 100 g Zucker
- 100 g dunkle Schokolade
- 1 TL Vanillezucker
- Salz
- 50 ml Milch
- 100 g fettarmer Joghurt
- 2 Eier
- 50 ml Rapsöl
- 150 g Zartbitter-kuvertüre
- 250 g Sahne
- 1 TL Instant-Gelatine
- Schokolinsen und -stäbchen
- 120 g Löffelbisquits

1 Banane mit dem Zitronensaft pürieren und mit Mehl, Kakao und Backpulver vermischen. Die Schokolade fein raspeln und mit Zucker, Vanillezucker und einer Prise Salz untermischen. Separat Milch mit Joghurt, Eiern und Öl verrühren. Nun alles zu einem Teig verrühren, in eine Halbkugel-Backform (20 cm) füllen und 30 – 35 Min. backen. 2 Unterdessen 150 g Sahne aufkochen, die Kuvertüre hacken und darin auflösen. 3 Den Kuchen dünn mit der Creme einstreichen. Löffelbisquits zerkrümeln, mit der restlichen Creme verrühren, auf den Igelkörper streichen, dabei das Gesicht aussparen. Torte 1 Std. kalt stellen. 4 Übrige Sahne mit Gelatine steif schlagen, mit Spritzbeutel Punkte am Körper aufspritzen und Schokolinsen oder -stäbchen einstecken.

1h 35 1 Stk.

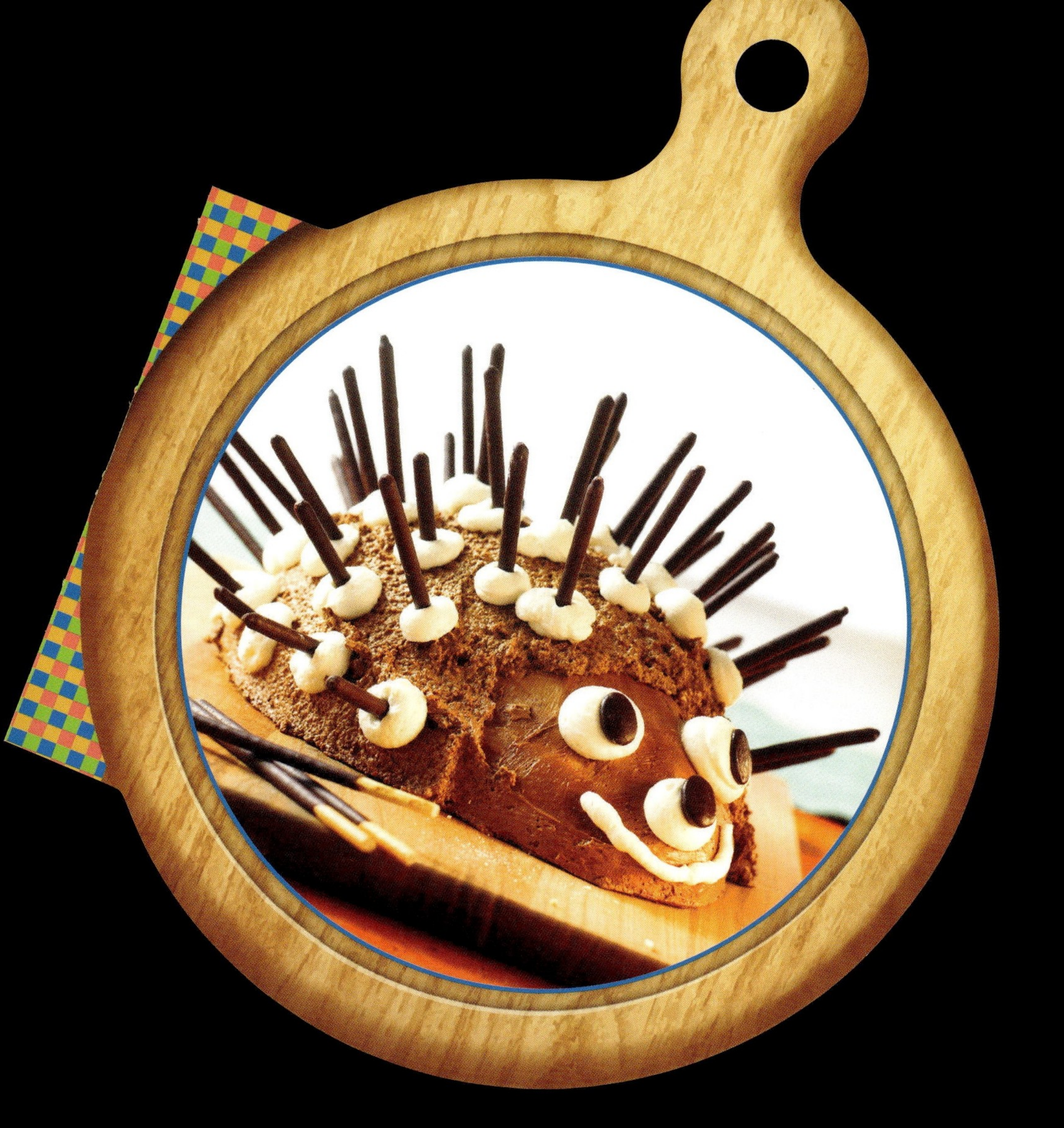

Keks-Schokoladensalami

300 g Zartbitterschokolade
75 g Kokosfett
100 ml Sahne
2 EL Puderzucker
125 g Walnusskerne
2 – 3 EL Mandelkerne
150 – 200 g Biskuitkekse
1 – 2 EL Puderzucker

1 Die Schokolade grob hacken und mit dem Kokosfett, der Sahne und dem Puderzucker über einem heißen Wasserbad unter Rühren schmelzen lassen. 2 Die Walnüsse grob hacken, die Masse vom Wasserbad nehmen, Nüsse und Mandelkerne untermengen und alles etwas abkühlen lassen. 3 Die Kekse grob zerbröckeln und unter die abgekühlte Schokolade mengen. Ein großes Stück Alufolie auf der Arbeitsfläche ausbreiten. Ein ebenso großes Stück Frischhaltefolie darauflegen, mit Puderzucker bestauben, die Hälfte der Masse darauf geben und zu einer Rolle formen. Aus der restlichen Masse eine zweite Rolle herstellen. 4 3 Std. kalt stellen, bis die Masse hart ist. Zum Servieren die Keks-Schokoladensalami in Scheiben schneiden.

3h 4 – 8

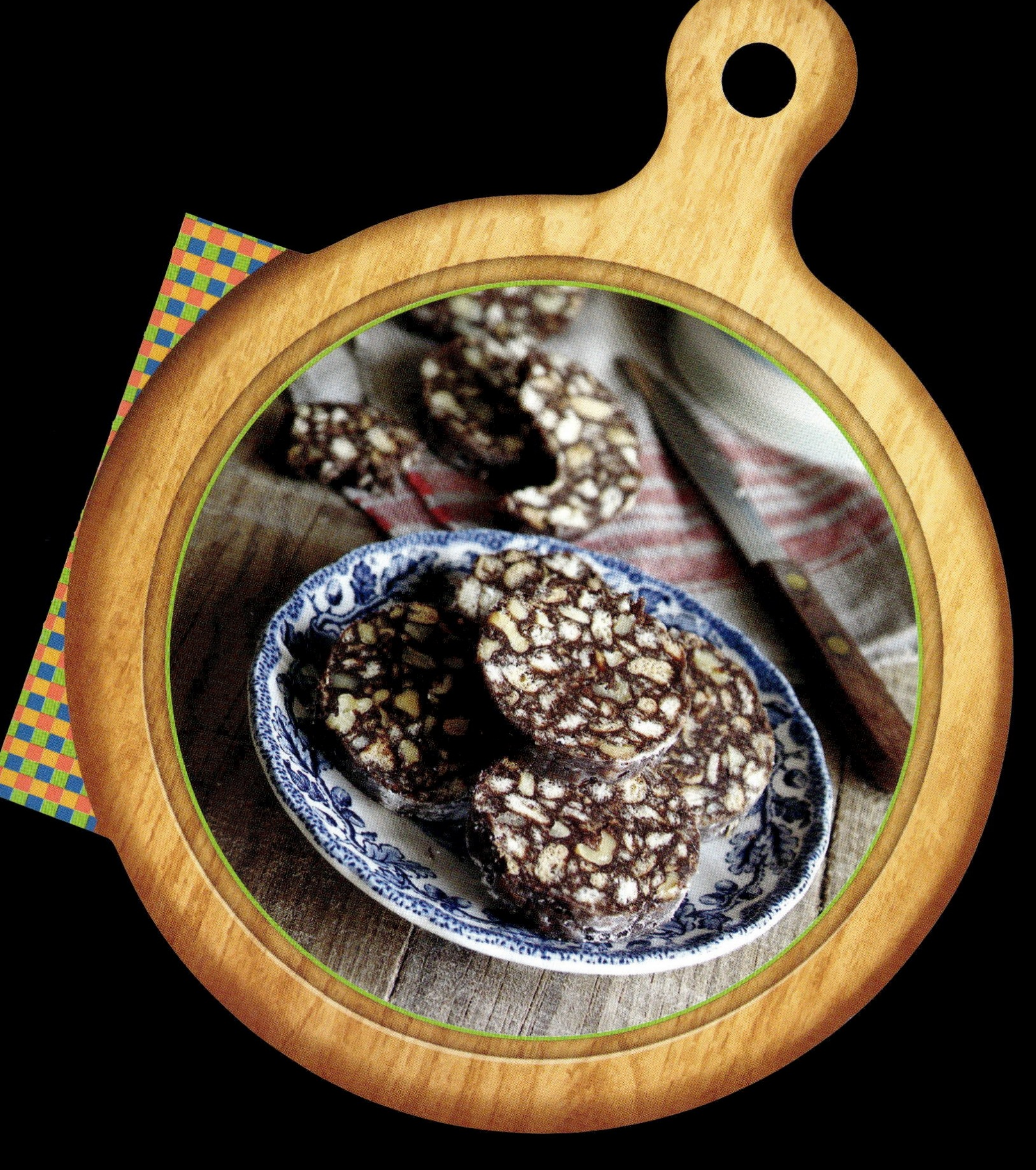

Geburtstagskuchen

250 g weiche Butter
200 g Zucker
2 EL Vanillezucker
3 Eier
350 g Mehl
3 EL Kakaopulver
1 TL Backpulver
75 ml Milch
200 ml Sahne
200 g Vollmilch-kuvertüre
bunte Schokolinsen
bunte Jelly Beans

1 Ofen auf 170 °C Unter- und Oberhitze vorheizen. Die Backform in Form der Zahl des zu feiernden Geburtstages mit Butter auspinseln und mit Mehl ausstreuen. 2 Butter mit Zucker und Vanillezucker cremig schlagen. Nach und nach die Eier zugeben und jeweils cremig schlagen. Das Mehl mit Kakao und Backpulver darüber sieben und mit der Milch zu einem mittelfesten Teig verrühren. In die Form füllen und glatt streichen. Im Ofen 40 Min. backen. 3 Für die Creme die Sahne aufkochen, Kuvertüre hacken und unter Rühren in der Sahne schmelzen lassen. 30 Min. kühlen, dann luftig und streichfähig aufschlagen. 4 Den Kuchen vorsichtig aus der Form stürzen und rundherum mit der Schokoladencreme einstreichen. Nach Belieben mit bunten Schokolinsen und Jelly Beans verzieren. Vor dem Servieren noch 1 Std. kühl stellen.

1,5h 40 1 Stk.

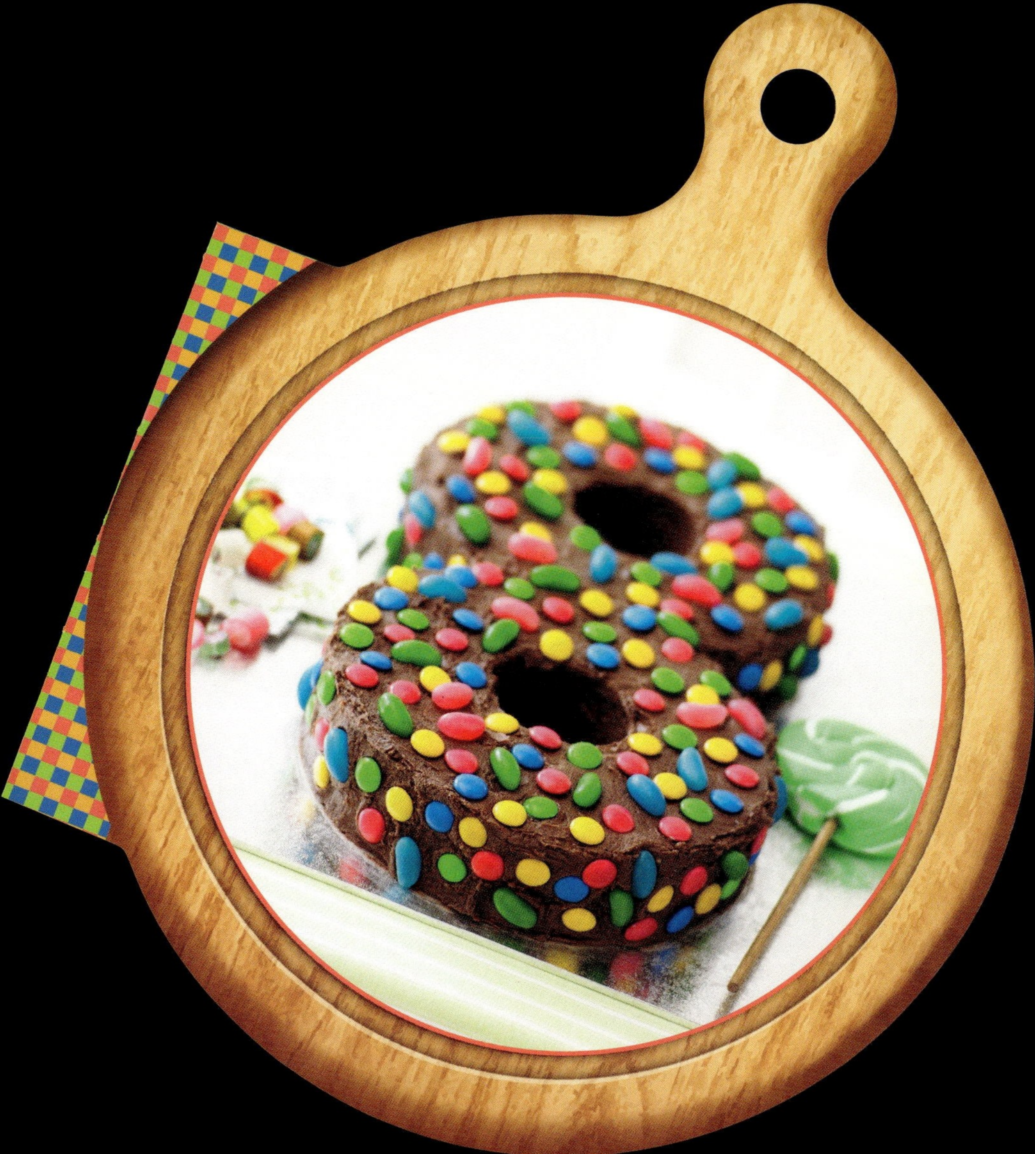

54

Linzer Kekse mit Himbeermarmelade

300 g Mehl
100 g Zucker
2 EL Vanillezucker
½ TL Zimtpulver
¼ TL Gewürznelken, gemahlen
1 Prise Salz
100 g Mandeln, gemahlen
1 Ei
250 g Butter
Mehl, zum Arbeiten
150 g Himbeerkonfitüre

1 Mehl mit dem Zucker, Vanillezucker, Zimt, Nelken, Salz und den Mandeln vermischen und auf die Arbeitsfläche häufen. In der Mitte eine Mulde eindrücken und das Ei hineingeben. Die Butter in kleinen Stücken auf dem Rand verteilen, dann zu einem glatten Teig verkneten. Bei Bedarf noch etwas Mehl oder kaltes Wasser ergänzen. 2 Den Teig zu einer Kugel formen, in Frischhaltefolie wickeln und 30 Min. kalt stellen. 3 Den Backofen auf 170 °C Ober- und Unterhitze vorheizen. Den Teig auf einer bemehlten Arbeitsfläche portionsweise 3 mm dick ausrollen und runde Plätzchen (5 cm) mit gewelltem Rand ausstechen. Aus der Hälfte der Teigkreise mittig noch einen kleinen Stern ausstechen. Alle Plätzchen auf das Blech legen und im Ofen in 10 – 15 Min. nach Sicht goldbraun backen. Kurz abkühlen lassen und vorsichtig mit dem Backpapier vom Blech ziehen. 4 Die Konfitüre kurz erwärmen und die Plätzchen ohne Stern damit bestreichen. Die übrigen Plätzchen daraufsetzen und die Kekse auskühlen lassen.

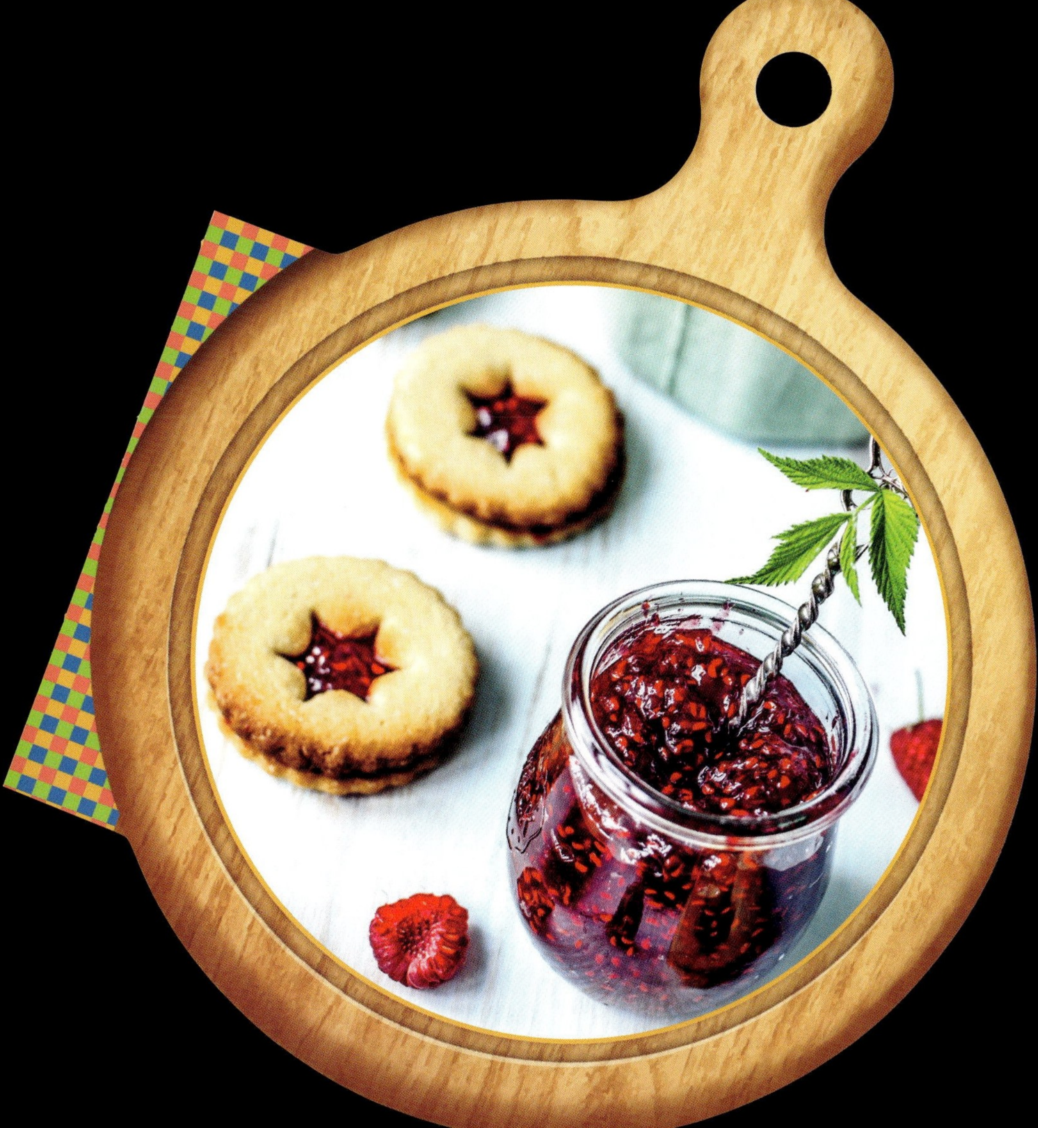

Spaghettieis

250 g Erdbeeren
1 EL Limettensaft
1 EL brauner Zucker
500 ml Vanilleeis
40 g weiße Schokolade

1 Die Erdbeeren waschen und in Stücke schneiden. Mit dem Limettensaft und dem Zucker in einem Topf aufkochen und 5 Min. köcheln lassen. Beiseitestellen, kurz abkühlen lassen und fein pürieren. Die Erdbeersoße auskühlen lassen und abschmecken. 2 Das Vanilleeis aus dem Gefrierfach nehmen und leicht antauen lassen. Das Eis portionsweise in eine Spätzlepresse füllen und die „Spaghetti" in 4 Pappbecher oder Dessertschalen drücken. 3 Die Erdbeersoße als „Tomatensoße" darüber träufeln und alles 30 Min. tiefkühlen. 4 Das Eis herausnehmen und kurz antauen lassen. Jeweils etwas weiße Schokolade als „Parmesanspäne" fein darüber raspeln und das Spaghettieis servieren.

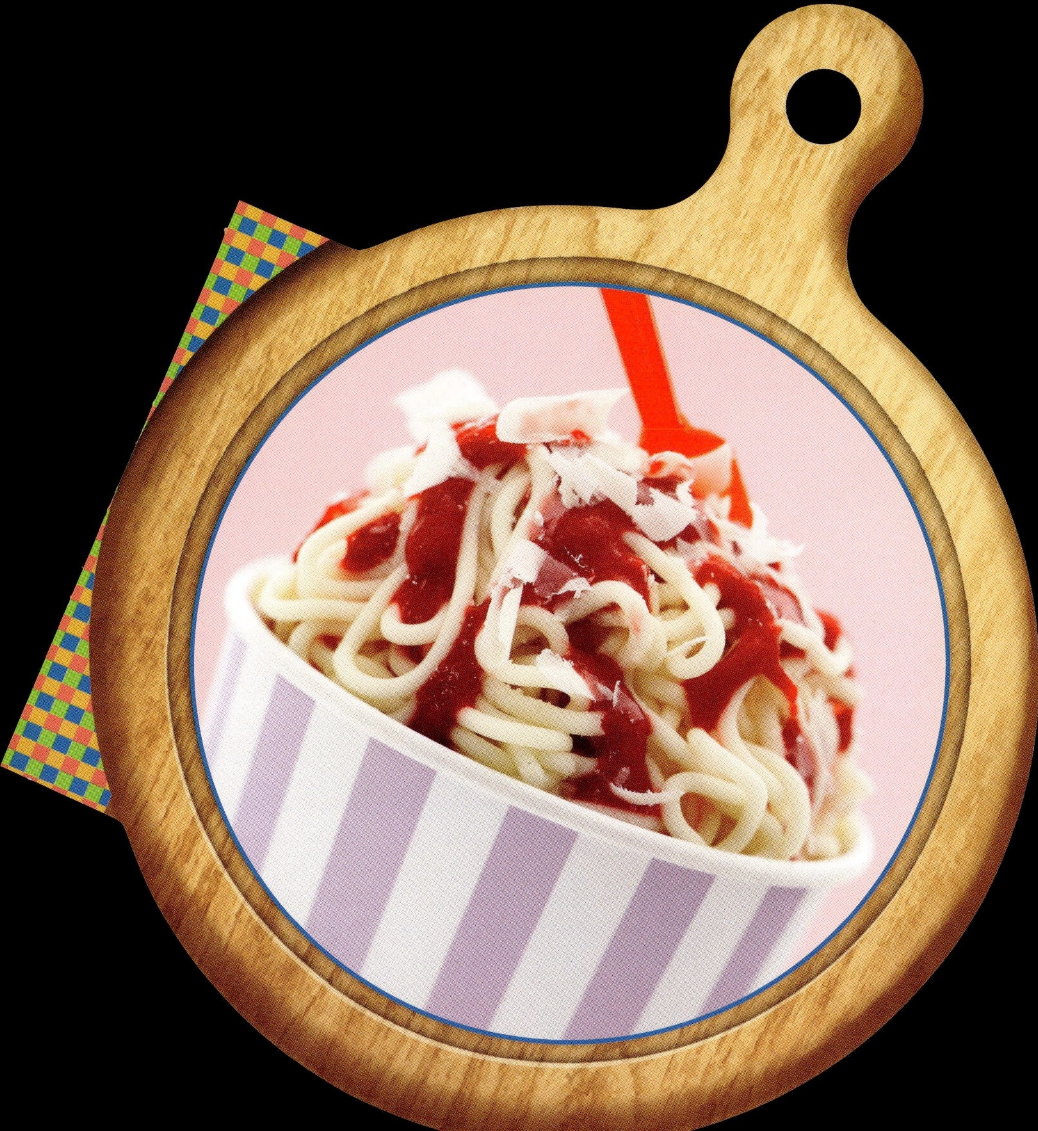

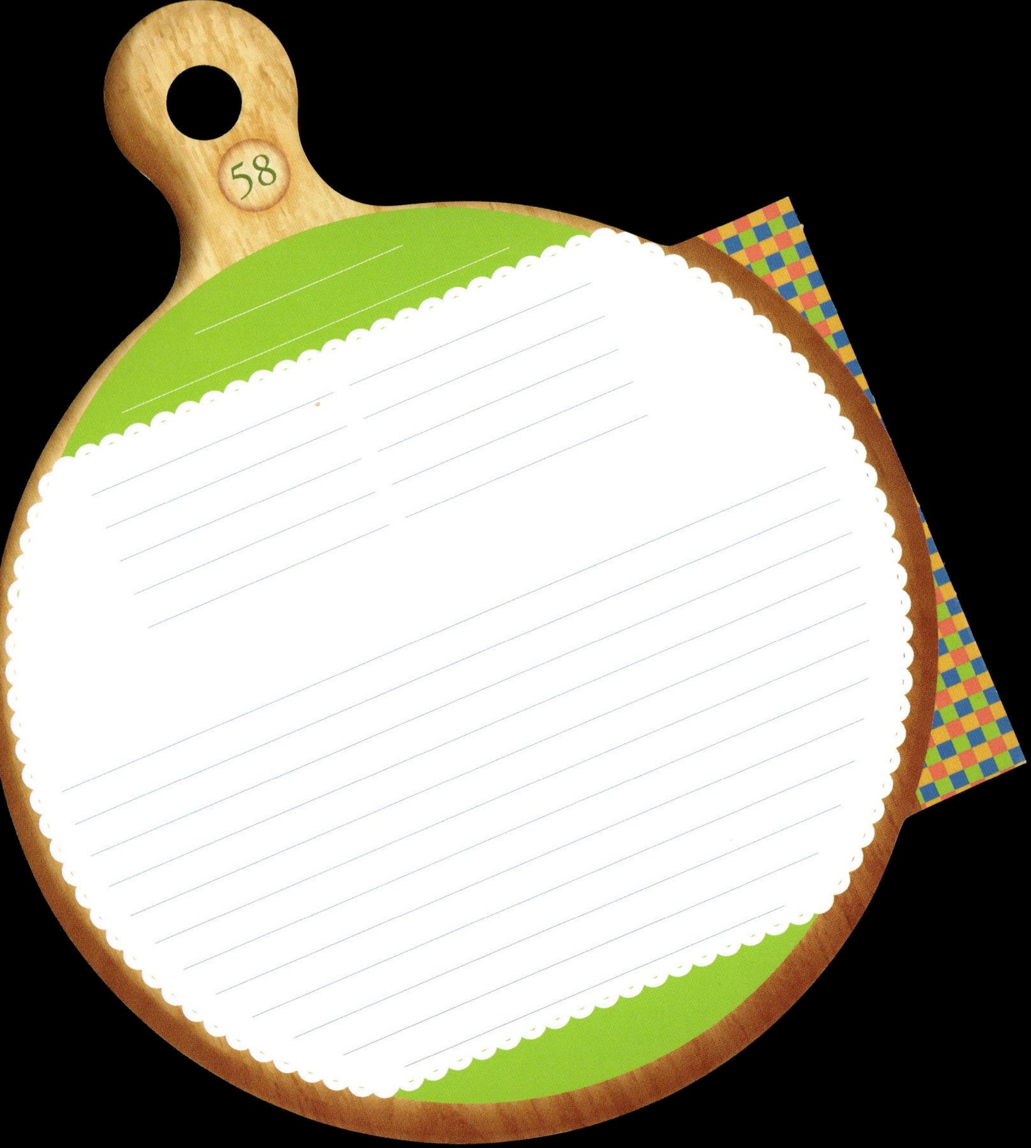

Außerdem in dieser Reihe erhältlich:

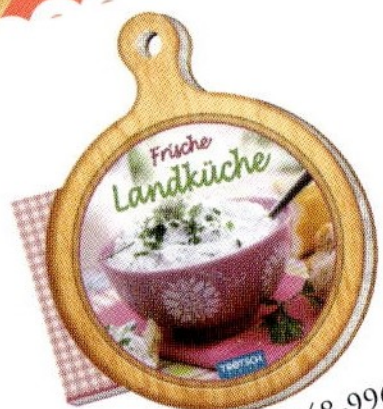

ISBN 978-3-86848-996-5

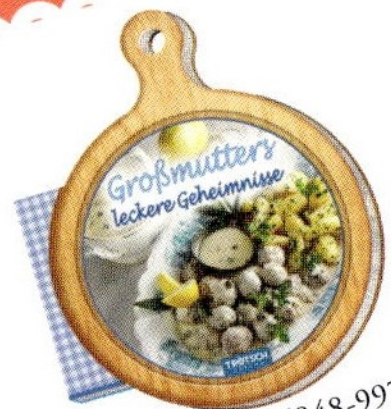

ISBN 978-3-86848-997-2

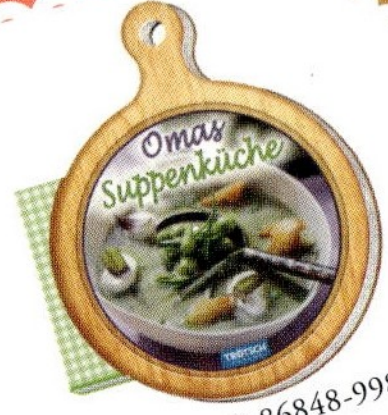

ISBN 978-3-86848-998-9

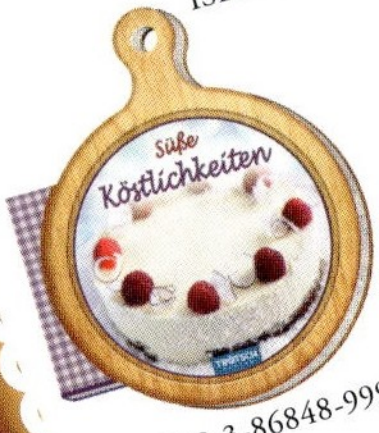

ISBN 978-3-86848-999-6

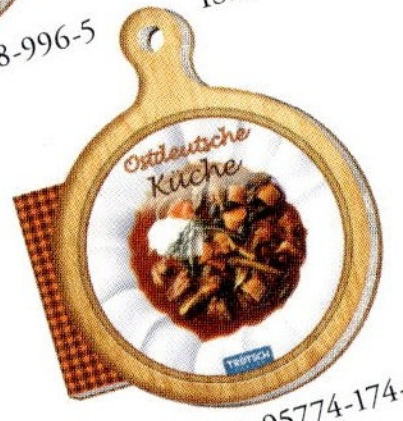

ISBN 978-3-95774-174-5

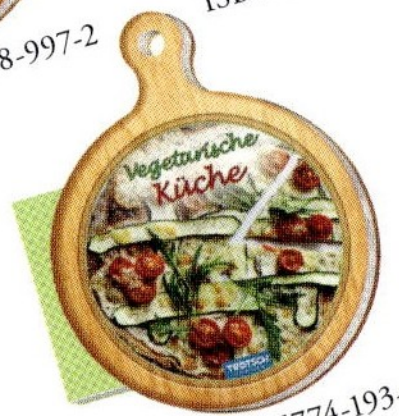

ISBN 978-3-95774-193-6

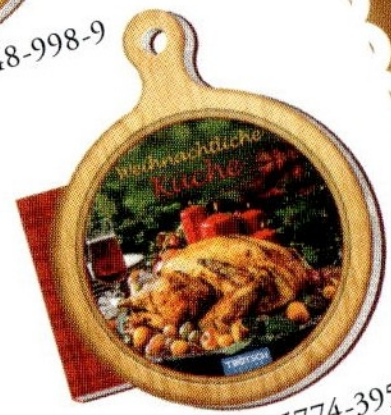

ISBN 978-3-95774-395-4

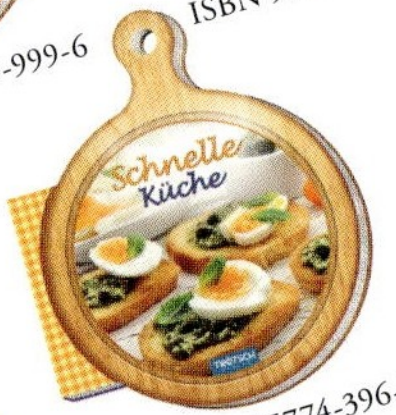

ISBN 978-3-95774-396-1

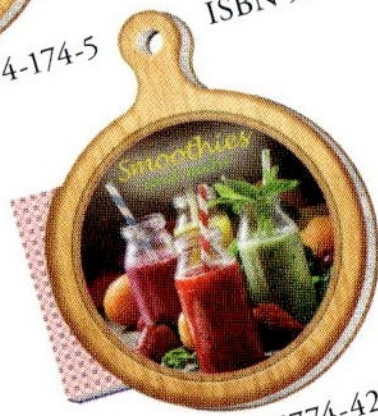

ISBN 978-3-95774-426-5

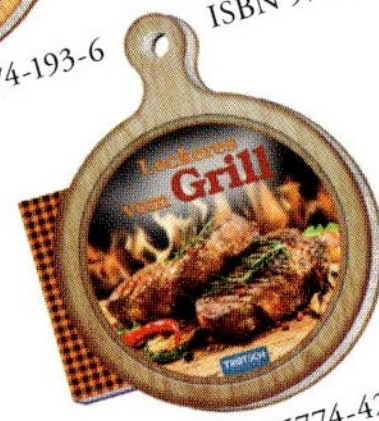

ISBN 978-3-95774-427-2

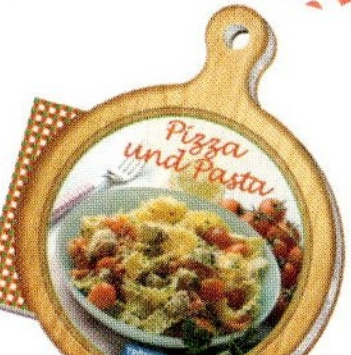

ISBN 978-3-95774-660-3

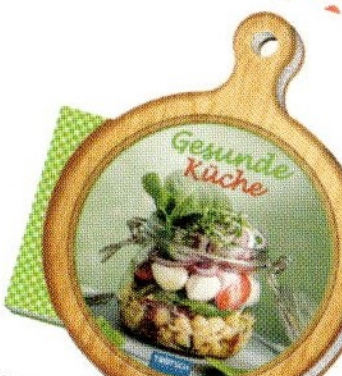

ISBN 978-3-95774-626-9

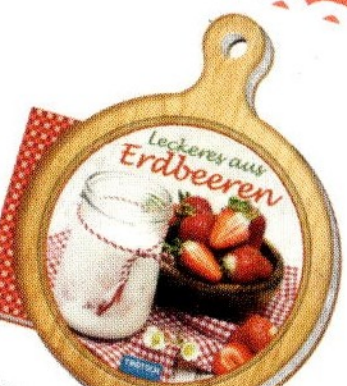

ISBN 978-3-95774-670-2

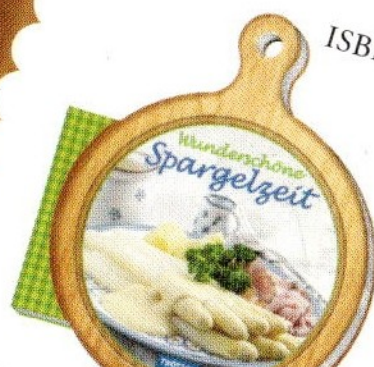

ISBN 978-3-95774-671-9

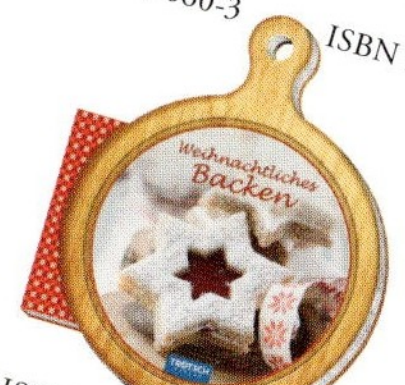

ISBN 978-3-95774-826-3

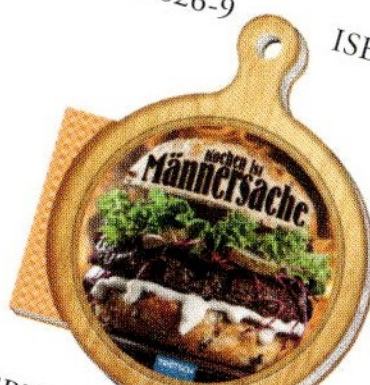

ISBN 978-3-95774-843-0

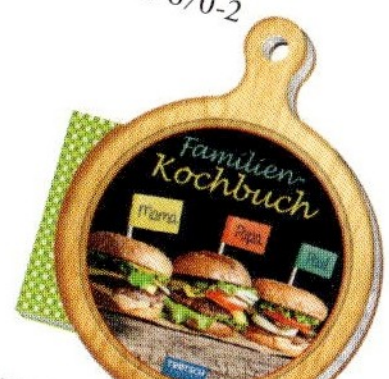

ISBN 978-3-95774-969-7

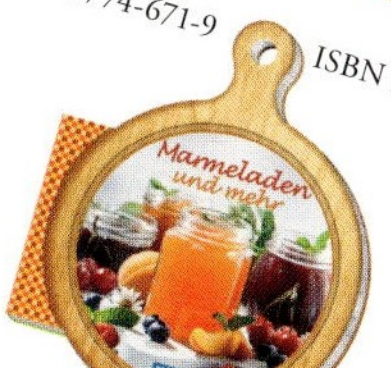

ISBN 978-3-96552-152-0

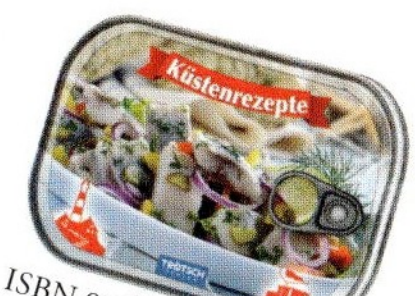

ISBN 978-3-95774-230-8

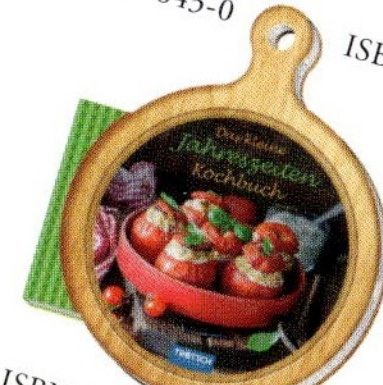

ISBN 978-3-96552-196-4

Bildnachweis

S. 9	© StockFood / Lingwood, William
S. 11	© StockFood / Cato-Symonds, Shaun
S. 13, 19, 45	© StockFood / Castilho, Rua
S. 15	© StockFood / Alack, Chris
S. 17	© StockFood / Cimbal, Walter
S. 21	© StockFood / Wissing, Michael
S. 23	© StockFood / Teubner Foodfoto
S. 25	© StockFood / Hoersch, Julia
S. 27	© StockFood / Raffetto, Theresa
S. 29	© StockFood / Studio Schiermann
S. 31	© StockFood / Gayer, Stephanie
S. 33	© StockFood / Einenkel, Udo
S. 35	© StockFood / Bischof, Harry
S. 37	© StockFood / PhotoCuisine / Adam, Christian
S. 39	© StockFood / Eising Studio
S. 41	© StockFood / Duisterhof, Miki
S. 43	© StockFood / Scarlini, Giorgio
S. 47	© azurita - stock.adobe.com
S. 49	© StockFood / Kirchherr, Jo
S. 51	© StockFood / The Picture Pantry
S. 53	© StockFood / Bauer Syndication
S. 55	© StockFood / Gorobina
S. 57	© StockFood / Finley, Marc O.